Il Morbo di Parkinson in tempi di Pandemia

Juan Moisés de la Serna
Mª Esther Gómez Rubio
Marcos Altable Pérez

Traduzione italiana Valeria Bragante

Tektime Editore

2020

"Il Morbo di Parkinson in tempi di Pandemia"

Scritto da Juan Moisés de la Serna; Mª Esther Gómez Rubio e Marcos Altable Pérez

1a edizione: luglio 2020

© Juan Moisés de la Serna, 2020

© Tektime Edizioni, 2020

Tutti i diritti riservati

Distribuito da Tektime

https://www.traduzionelibri.it

Riferimento:

De la Serna, JM; Gómez Rubio, ME e Altable Pérez, M. (2020). "Il Morbo di Parkinson in tempi di Pandemia" Montefranco, Italia. Tektime Editore

Dichiarazione:

Gli autori concordano con i contenuti inclusi nel manoscritto, affermando che non vi sono conflitti di interesse.

Avviso legale

Non è consentita la riproduzione totale o parziale di questo libro, la sua incorporazione in un sistema informatico, né la sua trasmissione in qualsiasi forma o con qualsiasi mezzo, elettronico, meccanico, tramite fotocopia, registrazione o altri metodi, senza previa autorizzazione scritta dell'editore.

L'infrazione dei suddetti diritti può costituire un reato contro la proprietà intellettuale (art. 270 e successivi del Codice penale).

Se si ha necessità di fotocopiare o scansionare qualsiasi parte di questa opera, rivolgersi a CEDRO (Centro Spagnolo per i Diritti di Riproduzione).

Contattabile attraverso il web al sito www.conlicencia.com o telefonicamente al 91 702 19 70 / 93 272 04 47.

Prologo

Il Morbo di Parkinson è stato ampiamente studiato. Tuttavia, si fanno quotidianamente progressi in termini di diagnosi e cura, da qui l'importanza di essere informati, sia per il personale sanitario che per i pazienti e le loro famiglie.

Successivamente, viene presentato un testo accessibile a tutti i lettori, in cui gli aspetti più rilevanti di questa malattia sono trattati da una prospettiva aggiornata, tanto da affrontare anche l'attuale pandemia e le sue implicazioni in questa patologia.

Il testo include la testimonianza eccezionale della dottoressa Mª Esther Gómez Rubio, psicologa clinica e neuropsicologa, specialista di area del National Hospital for Paraplegics (SESCAM) che condivide la sua esperienza diretta con il Morbo di Parkinson.

Inoltre, comprende anche il prezioso contributo del dottor Marcos Altable Pérez, neurologo e fondatore di Neuroceuta a Ceuta che commenta i sintomi non motori e gli aspetti neuropsichiatrici del Morbo di Parkinson, nonché le sue implicazioni in questa pandemia.

Riguardo agli Autori:

Dra. Mª Esther Gómez Rubio, Psicologa Specialista in Psicologia Clinica, Laureata in Filosofia e Scienze dell'Educazione (sezione Filosofia), Laurea Magistrale in Neuropsicologia Cognitiva, Laurea Magistrale in Psicopatologia e Salute, Laurea Magistrale in Modificazione del Comportamento, Specialista Facoltativo nell'area Ospedaliera Nazionale dei Paraplegici (SESCAM).

Laureata in Filosofia all'UCM, Psicologa specializzata in Psicologia Clinica UNED, PIR Hospital de la Princesa (Madrid), Master in Psicopatologia e Salute UNED, Master in Modifica del comportamento UNED, Master in Neuropsicologia cognitiva UCM e FEASESCAM staff aggiunto dell'Ospedale Nazionale dei Paraplegici.

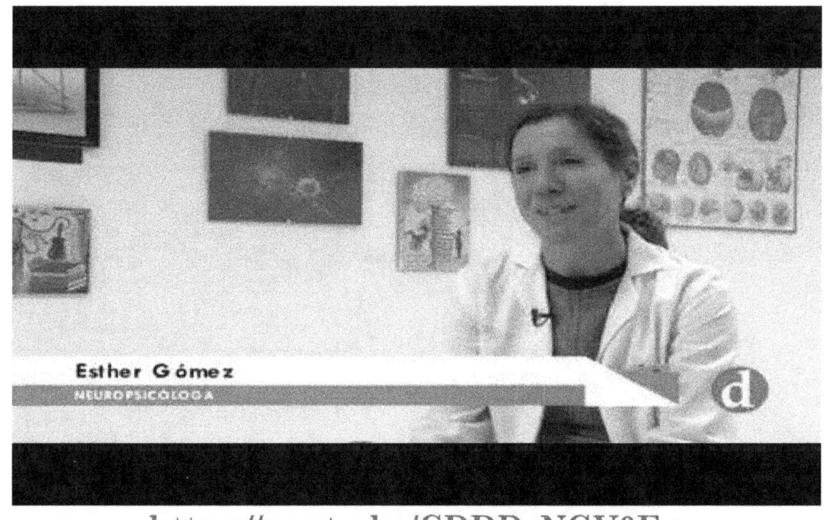

https://youtu.be/CDDDsNGV0Eg

Dr. Marcos Altable Pérez, laureato in Medicina, specialista in Neurologia, Master in Neurologia e Neurologia Pediatrica e Master in Neuropsicologia.

Con molteplici pubblicazioni in varie riviste scientifiche e congressi nazionali e internazionali, giornali, pagine web, capitoli di libri, ecc., integrando la pratica clinica a Ceuta, con lo studio e l'aggiornamento continuo in Neurologia, Neuropediatria e Neuropsicologia.

Dr. Juan Moisés de la Serna, Dottore in Psicologia, Master in Neuroscienze e Biologia Comportamentale e Specialista in Ipnosi Clinica, direttore dei corsi post-laurea presso l'Università tecnologica TECH e presso l'Università Europea Miguel de Cervantes; insegnante post-laurea e direttore del TFM presso l'Università Internazionale di La Rioja e l'Università Internazionale di Valencia.

Ringraziamenti

Ringrazio tutte le persone che hanno condiviso le loro conoscenze specialistiche sul Morbo di Parkinson, in particolare Dª. Marian Carvajal Paje e Dª. María Caridad Marín Valero della Federazione Spagnola del Parkinson e anche la Dott.ssa Mabel Velandia Ramos Audiologa (Colombia); Dr. Horacio Pérez-Sánchez, ricercatore principale del gruppo di ricerca "Bioinformatics and High Performance Computing" (Spagna), e Dr. Cesar Rengifo, Tossicologo presso il Servizio Medico della Cooperativa de Servicios Múltiples (Venezuela).

Sommario

Capitolo 1. Introduzione al Morbo di Parkinson

Se guardiamo i risultati offerti da Google, sui trend di ricerca della tematica del Morbo di Parkinson, nelle sue diverse accezioni in varie parti del mondo dal 2004 al 2020, si nota che i primi Paesi più preoccupati al riguardo sono Porto Rico, seguito da Spagna, Paesi Bassi, Francia e Cile; al sesto posto il Portogallo, seguito da Italia, Canada e Finlandia, gli Stati Uniti occupano la tredicesima posizione dei sessantotto Paesi che compongono il risultato di Google, essendo l'ultima posizione occupata dal Vietnam.

Va notato che questo non riflette il numero di casi di pazienti con questo tipo di malattia a seconda del Paese, ma piuttosto le volte in cui è stato cercato questo termine, cioè potrebbe esserci un Paese con poca incidenza del Morbo di Parkinson, ma la popolazione è altamente sensibilizzata, quindi ci saranno molte ricerche su Google al riguardo.

O viceversa, una popolazione dove c'è un'alta incidenza del Morbo di Parkinson e, tuttavia, c'è poca consapevolezza di questo problema, e quasi nessuna ricerca su di esso.

Va notato che tra le prime quindici posizioni nei Paesi che cercano questo termine, nove provengono dal continente europeo.

Si segnala inoltre che a livello globale si è registrato negli anni un calo dell'uso di tale termine, attestandosi nel 2009 al di sotto del 25% delle ricerche effettuate nel 2004, situazione che è rimasta immutata fino al 2014 quando si è prodotto un cambiamento di tendenza, in crescita fino ad oggi.

Una pietra miliare nella ricerca di Google sul Morbo di Parkinson si è verificata il 15 agosto 2014, quando la moglie di Robin Williams ha confermato che l'attore aveva il Parkinson, notizia che ha scioccato così tanto le persone che hanno effettuato delle ricerche per scoprire cosa fosse questa malattia, e da quel momento in poi è stata osservata una leggera ripresa in questo termine di ricerca.

Nonostante quanto sopra, questo non ci informa sul numero di pazienti, ma solo sull'interesse mostrato dagli utenti di Google per il Morbo di Parkinson, quindi sarebbe necessario sapere fino a che punto tale malattia è progredita.

"Sembra che il numero di casi diagnosticati di Parkinson sia aumentato negli ultimi anni.

Le ragioni si trovano principalmente nell'invecchiamento della popolazione e in una maggiore precisione nelle diagnosi che vengono fatte sempre più precocemente e nelle persone più giovani, tanto che il 15% delle 10.000 diagnosi annue si verifica già nelle persone sotto i 45 anni di età.

Inoltre, l'aspettativa di vita è aumentata nelle persone con questa patologia, quindi si può davvero essere certi che l'aspettativa di vita di questi pazienti è simile a quella delle persone senza la malattia." Marian Carvajal Paje, F.E.P.

Prima di addentrarci nella definizione di Morbo di Parkinson, è necessario ricordare alcune nozioni fondamentali delle basi neuronali, quindi è importante sapere che il cervello è suddiviso in tronco encefalico, cervelletto, diencefalo e cervello.

- Il tronco encefalico è costituito a sua volta da tre parti, il midollo allungato (dove vengono regolate funzioni come quella respiratoria, il diametro vascolare ed il battito cardiaco; oltre a singhiozzo, tosse o vomito); rigonfiamento (partecipa alla regolazione della respirazione); e mesencefalo (contiene la substantia nigra e partecipa alla regolazione dell'attività muscolare).

- Il cervelletto è responsabile della coordinazione

motoria fine e grossolana, oltre a partecipare alla postura, all'equilibrio e al tono muscolare.

- Il diencefalo è diviso in talamo (responsabile dell'integrazione di informazioni, coscienza, apprendimento, controllo emotivo e memoria) e ipotalamo (regola comportamento ed emozioni, temperatura corporea, sete e fame, cicli circadiani e stati di coscienza, secrezione dell'ormone ipofisario e regolazione del sistema nervoso autonomo).

- Il cervello, dove si sviluppano le funzioni cognitive, le decisioni consapevoli, l'apprendimento relazionale o il linguaggio, tra le molte altre cose.

Occorre chiarire che esistono due tipi di comunicazione che possono verificarsi a livello neuronale: elettrica e chimica. La prima si realizza mediante impulsi elettrici che hanno origine nei dendriti e nel soma e sono condotti attraverso l'assone ai pulsanti terminali depolarizzando la membrana neuronale; mentre la comunicazione chimica è realizzata da sostanze chiamate neurormoni che agiscono da mediatori nella trasmissione di informazioni ad altri neuroni e cellule del corpo.

Il processo inizia all'interno del neurone, che trasmette le informazioni attraverso depolarizzazioni propagate, generatori di potenziali d'azione, con potenziali modificazioni nei canali del calcio e del potassio, fino a raggiungere la fessura sinaptica, dove vengono rilasciate le vescicole contenenti neurormoni (primo messaggero chimico o neurotrasmettitore), che attraverseranno lo spazio interneuronale fino a raggiungere i recettori del neurone bersaglio, che può influenzare la superficie della membrana cellulare (ormoni proteici, peptidi e catecolamine) o all'interno della cellula, nel citoplasma o nucleo (ormoni steroidei e tiroidei).

I neurotrasmettitori possono essere classificati in gruppi amminici (noradrenalina, epinefrina, dopamina, 5HT); amminoacidi (glutammato, GABA); purine (ATP, adenosina); gas (ossido nitrico); peptidi (endorfine, tachichinine); e acetilcolina.

Nello specifico, la dopamina ha una funzione inibitoria, partecipando allo stato di allerta, è anche solitamente associata al raggiungimento del piacere e del desiderio sessuale, attivando il sistema nervoso simpatico, necessario per un nuovo apprendimento, basato sul desiderio di ottenere rinforzo.

Generato nel Locus Niger, nella parte ventrale del tegmento mesencefalo, raggiunge il nucleo accumbens, l'amigdala, l'area settale laterale, il nucleo olfattivo anteriore, il tubercolo olfattivo e la neocorteccia.

"Il Morbo di Parkinson è una malattia neurodegenerativa che colpisce il sistema nervoso centrale,

producendo una progressiva degenerazione dei neuroni situati nella substantia nigra e responsabili della produzione di dopamina.

La dopamina è la sostanza fondamentale per il corretto svolgimento del movimento corporeo." Marian Carvajal Paje, F.E.P.

Alti livelli di dopamina migliorano la motivazione, il buon umore e il desiderio sessuale. La sua inibizione, d'altra parte, produce demotivazione, indecisione, scarsa libido e persino depressione. Pertanto, il Morbo di Parkinson produrrà una serie di cambiamenti a livello neuronale, come dimostrato in un'indagine condotta dall'Università di Modena in collaborazione con l'Università di Reggio Emilia (Italia)[1].

Lo studio ha coinvolto 40 persone, 24 pazienti con Morbo di Parkinson diagnosticato da 5 anni, con un'età media di 60 anni e 15 persone della stessa età senza la malattia. Tutti sono stati sottoposti ad una risonanza magnetica funzionale in cui il cervello è stato scansionato per cercare differenze morfologiche significative nel cervello dei pazienti con Morbo di Parkinson rispetto ai soggetti di controllo. Gli autori hanno riscontrato differenze in termini di volume della materia grigia del cervello, particolarmente ridotta nei pazienti con Morbo di

Parkinson, nella corteccia parietale destra e nella struttura interna del cervello, nel putamen, responsabile della via motoria e responsabile dell'esecuzione dei movimenti appresi.

Due anni dopo, lo stesso studio è stato condotto con gli stessi partecipanti per vedere come era cambiato il loro cervello, portando ora l'età media a 62 anni, riscontrando anche differenze significative nel nucleo pediluviano e nel nucleo pedunculopontino e nella regione motoria del mesencefalo. Secondo gli autori, è importante scoprire come l'avanzata del Morbo di Parkinson stia interessando nuove aree poiché ci permette anche di sapere come trattarlo. Va notato, come si vedrà in seguito, che l'incidenza del Morbo di Parkinson sarà associata in un'alta percentuale all'incidenza dei disturbi dell'umore.

"I disturbi dell'umore di solito si verificano come conseguenza di disturbi cerebrali che colpiscono i gangli basali, i lobi frontali e alcune sostanze chimiche del cervello come la dopamina, la serotonina e la noradrenalina." María Caridad Marín, FEP

Sintomi e segni del Morbo di Parkinson

È importante sapere che in ambito clinico si fa una distinzione tra sintomi e segni, quando si descrive cosa accade in caso di patologia della persona:

- Si parla di segni per riferirsi ad un dato oggettivo che il medico raccoglie direttamente, sullo stato di salute dell'individuo, come, ad esempio, un ridotto numero di leucociti nel sangue, a seguito di un'analisi; alterazione delle onde P secondo l'elettrocardiogramma; oppure la presenza di placche "senili" e neurofibrille evidenziate da una TAC (Tomografia Assiale Computerizzata).

Quindi i segni sono una prova indiretta che deve essere interpretata dal medico sui diversi indici che l'organismo mostra.

- I sintomi, invece, sono l'espressione soggettiva di un paziente su un malfunzionamento del suo corpo.

Sarebbero equivalenti alle lamentele o ai disturbi manifestati dal paziente a causa della sua malattia; così come l'intensità percepita del disagio o del dolore, e di solito è la prima cosa che un medico valuta quando entriamo nell'ambulatorio e ci chiede: «Cosa c'è che non va? Cosa la porta qui da me?»

Una volta raccolte le impressioni, il medico di solito approfondisce questi sintomi, con domande del tipo «Da quanto tempo ha questi sintomi? Definirebbe questi disturbi come dolorosi o invalidanti?»

Nel completare la diagnosi, per stabilire se la persona soffre di un quadro clinico, è determinante il valore dei segni, rispetto ai sintomi, che vengono presi in considerazione come indizi da esplorare, privi di valore diagnostico di per sé.

È inoltre necessario fare una nuova distinzione tra sintomi positivi e negativi, non si tratta di valutarli come "buoni" o "cattivi", poiché ognuno di essi è indicativo del fatto che c'è un problema di salute e quindi sono tutti valutati come "cattivi" in quanto negativi per il normale sviluppo della vita della persona:

Il sintomo positivo è definito come quello che è presente quando non ci si aspetta che compaia in una persona sana della stessa età, ad esempio, nel Morbo di Parkinson, un sintomo positivo sarebbe la presenza di tremori, qualcosa che non compare in una persona non affetta dal Parkinson.

Il sintomo negativo, invece, è definito come l'assenza di una capacità o abilità che si riscontra in una persona sana della stessa età, ad esempio, un sintomo negativo può essere l'assenza della parola, nel caso di una persona che ha sofferto di un disturbo cranioencefalico a seguito di una caduta e di un forte colpo alla testa, presente in una persona della sua età.

È importante notare che la distinzione tra positivo e negativo viene sempre fatta rispetto ad altri pazienti della stessa età, poiché ci sono sintomi che possono essere presenti o assenti in certe fasce di età e non in altre.

"La presenza di sintomi motori come tremore, lentezza dei movimenti (bradicinesia), rigidità e instabilità posturale possono significare che una persona soffre di questa malattia.

Tuttavia, non tutti i tremori sono dovuti al Parkinson, né tutti i sintomi possono comparire insieme.

È necessaria una precisa valutazione da parte del neurologo specialista per escludere altre possibili patologie che presentino sintomi simili.

Allo stesso modo, esiste un marker emotivo che è la presenza di un disturbo depressivo dell'umore e che si verifica prima della comparsa dei sintomi motori.

In effetti, per molte persone i sintomi non motori del Parkinson (depressione, apatia, mancanza di motivazione, disturbi del sonno...) sono complessivamente più invalidanti dei sintomi motori sopra menzionati." Marian Carvajal Paje, F.E.P.

Anche se quando si pensa al Morbo di Parkinson, lo si fa sulla base dei suoi sintomi principali associati al movimento, ma non sono gli unici e nemmeno quelli che influenzano maggiormente la qualità di vita del paziente.

Sapendo che tra il 40 e l'80% dei pazienti affetti da Parkinson deve affrontare anche un problema in più, il dolore, qualcosa che è direttamente dannoso per la loro qualità di vita e le relazioni sociali.

Il dolore serve come avvertimento al cervello che qualcosa non va, ma quando è cronico, a causa di traumi o malattie, diventa un grande fastidio, che influisce non solo sulle normali prestazioni ma anche sulle capacità cognitive.

Il dolore può cambiare l'umore, e persino "offuscare la ragione", questo insieme ad un fenomeno denominato sensibilizzazione, in modo che chi soffre di dolore cronico, lo sperimenta molto più intensamente ogni giorno, "sopportando" sempre meno la sua presenza.

Quindi, oltre all'intervento nel Morbo di Parkinson, questi pazienti dovrebbero ricevere cure tempestive per combattere questo dolore costante; ma può essere migliorato il trattamento del dolore nel Parkinson?

È proprio quanto ha annunciato l'azienda Mundipharma International in un [2] comunicato stampa secondo il quale l'azienda farmaceutica ha completato con successo la prima rigorosa ricerca sul trattamento del dolore nei pazienti con morbo di Parkinson analizzando gli effetti del trattamento ossicodone-naloxone. (OXN PR).

Tra le caratteristiche dello studio, emerge che è stato condotto utilizzando un gruppo di controllo a cui è stato somministrato un placebo, nonché un disegno in doppio cieco, dove né il paziente né gli infermieri che hanno somministrato la sostanza sapevano se si trattasse del farmaco o del placebo. Valutato mediante autovalutazione utilizzando una scala di valutazione del dolore, misurata in momenti diversi, fino a quattro mesi dopo la somministrazione.

I risultati mostrano differenze significative tra i due gruppi, quelli che hanno ricevuto farmaci rispetto a quelli che hanno ricevuto il placebo, durante i primi tre mesi, perdendo efficacia sei mesi dopo l'inizio del trattamento.

Tra gli effetti collaterali indesiderati del trattamento, nausea e costipazione sono state osservate nel 17% dei pazienti.

Il comunicato stampa non riporta il numero di partecipanti, il loro sesso o le fasi della malattia in cui si trovavano.

Uno dei limiti dello studio è proprio il metodo di raccolta dei dati tramite auto-report, poiché ora possono essere utilizzati altri metodi più affidabili.

Nonostante ciò, è un'ottima notizia poiché è il risultato di una ricerca rigorosa che offre un'alternativa ai pazienti con Morbo di Parkinson, aumentando così la loro qualità di vita, riducendo il dolore che provano, oltre a dover soffrire a causa degli altri sintomi della malattia.

Nonostante quanto sopra, si deve tenere conto che è necessario effettuare ulteriori ricerche per verificare che l'efficacia di questo trattamento del dolore non interferisca con quello utilizzato nel Parkinson, come è già successo in altre occasioni, rispetto a quando viene provato trattando due problemi contemporaneamente, a volte gli effetti positivi dei farmaci si annullano a vicenda, rendendo l'intervento meno efficace.

Sarebbe quindi conveniente corroborare i dati precedenti con diversi tipi di farmaci e in diverse fasi della malattia per verificare in quali condizioni l'intervento del dolore attraverso questa metodica è più efficace, cercando nuove alternative per quei pazienti che non rispondono adeguatamente a questo trattamento, sia perché in fase avanzata, sia perché presentano altre patologie associate al morbo di Parkinson.

Ma tornando ai sintomi più evidenti del Parkinson, non tutti i problemi motori possono essere attribuiti a questa malattia, poiché sono presenti anche in altre patologie, da qui l'importanza di conoscerli e stabilire la diagnosi tempestiva differenziale.

Nonostante quello che si può pensare, sia i professionisti che le persone estranee alle scienze della salute hanno una certa conoscenza delle patologie e psicopatologie più frequenti, ma c'è anche tutta una serie di malattie, disturbi e sindromi che sono ancora sconosciute a causa del loro basso livello di incidenza o perché non ricevono abbastanza attenzione dai media.

Ecco perché esistono manuali di riferimento come il Vademecum nel caso dei medici e manuali diagnostici, come l'ICD-10 o il [3] DSM-V [4] nel caso degli psicologi e psichiatri.

Questi vengono solitamente utilizzati quando un caso non è del tutto chiaro, quando si presentano sintomi che non appartengono al quadro clinico che si ha o perché non è possibile stabilire una diagnosi conforme a tutti i sintomi osservati.

Ma ci sono così tante classificazioni in categorie e sottocategorie, su sintomi e sindromi, disturbi e malattie, che è necessaria una certa specializzazione per poter fornire un'assistenza migliore.

Pertanto, i professionisti si specializzano per età, ad esempio, nei disturbi dello sviluppo nell'infanzia, o per gruppi di malattie che presentano alcuni elementi in comune, come le malattie neurodegenerative.

Nonostante quanto sopra, gli operatori sanitari dovrebbero aggiornarsi periodicamente per conoscere "nuove patologie" o quelle che hanno cambiato la loro incidenza nella popolazione e sono ora più comuni, o che si verificano in concomitanza con altre malattie o disturbi; ma esiste una relazione tra la Sindrome di Pisa e il Morbo di Parkinson?

È proprio quello che cercano di accertare l'Ospedale "Moriggia-Pelascini", l'Istituto di Scienze di Pavia, l'Istituto di Scienze di Montescano (Italia) e l'Università di Tel-Aviv (Israele) [5].

La Sindrome di Pisa è definita come una torsione sostenuta del tronco di almeno dieci gradi, che può essere osservata sia da seduti che in posizione eretta, ma scompare non appena la persona si corica.

Nello studio, a settantaquattro pazienti con diagnosi di Morbo di Parkinson sono state effettuate misurazioni EMG (ElectroMyographic) per verificare il livello di deviazione della persona; per questo sono state eseguite in diverse posture, anche in posizione supina.

Sono stati valutati tre momenti diversi, a riposo, contratti verso la posizione naturale dei muscoli e contratti dal lato opposto a quello naturale.

È stato osservato che il 78% dei pazienti mostrava differenze significative in termini di deviazione muscolare, in particolare il muscolo obliquo esterno dell'addome, che era quello che forniva il maggior numero di informazioni tra tutti quelli valutati.

Va tenuto presente che, come riportato dagli autori, si tratta di un primo approccio per determinare un metodo valido per rilevare la presenza della Sindrome di Pisa nei pazienti con Morbo di Parkinson, quindi sono necessarie nuove ricerche a questo proposito al fine di stabilire una procedura diagnostica più efficace.

Lo studio non riporta le caratteristiche sociodemografiche dei malati di Parkinson, né la loro età, né il loro sesso ... aspetti fondamentali se i risultati devono essere estrapolati ad altre popolazioni.

Nonostante quanto sopra, l'uso dell'elettromiografia, una tecnica molto semplice e diffusa nella pratica medica, rende più facile ed efficace la diagnosi della Sindrome di Pisa, soprattutto se la valutazione viene eseguita sul muscolo obliquo esterno dell'addome.

Va tenuto presente che, come in ogni altro caso, soffrire di due patologie contemporaneamente, in questo caso il Morbo di Parkinson e la Sindrome di Pisa peggiora la prognosi clinica della persona, rendendo difficile la guarigione.

Inoltre, la sotto diagnosi della Sindrome di Pisa serve solo a nascondere i sintomi che saranno presenti, interferendo con la qualità di vita del paziente affetto da Parkinson, purché non riceva il trattamento appropriato.

A tal proposito è ancora da capire come si debba trattare la Sindrome di Pisa e se questo trattamento comporterà qualche tipo di controindicazione rispetto a quello ricevuto per il Morbo di Parkinson.

Allo stesso modo, e all'interno dei problemi di movimento che inizialmente potrebbero essere attribuiti al Morbo di Parkinson, ma che richiedono una diagnosi differenziale, va fatta una distinzione rispetto alla distonia neurocircolatoria, che può essere definita come la modifica del corretto "uso" dei muscoli da parte del corpo.

Un esempio di questa modifica è quando abbiamo eseguito degli esercizi ginnici senza il riscaldamento preliminare appropriato, che possono provocare dei crampi nelle ore successive all'attività fisica.

Allo stesso modo, l'esercizio eccessivo di un gruppo di muscoli può renderli temporaneamente "flosci" e flaccidi, recuperando il loro "tono" muscolare dopo poche ore.

Tenendo conto che i muscoli distribuiti in tutto il corpo permettono alla persona di eseguire movimenti grazie alla loro capacità di contrarre e rilassare i tessuti che li compongono.

Tutto questo "guidato" dal sistema nervoso centrale, che impartisce gli ordini che consentono di eseguire i movimenti in modo coordinato.

Basti pensare a tutti i gruppi muscolari coinvolti nella deambulazione e che senza un "piano" prestabilito sarebbe difficile, se non addirittura impossibile, riuscire a deambulare "armoniosamente".

Tornando alla distonia, quando è cronica, si chiama sindrome distonica, dove la tonalità dei muscoli è alterata, totalmente o parzialmente, solitamente associata a cause genetiche o a un trauma cranico, che può essere espresso con perdita di forza nei muscoli, crampi, spasmi involontari, tremori e incoordinazione dei movimenti, accompagnati in alcuni casi da dolore.

Oltre ai segni, tra i sintomi ci sono irrequietezza nei movimenti, tentativo di nascondere mani e piedi, frequenti schiarimenti della gola, dovuti al cambio di tono della voce, tutti fattori che porteranno ad esaurimento fisico e psicologico, difficoltà di concentrazione, disturbi dell'umore dovuti ad una sensazione di mancanza di controllo del proprio corpo, problemi digestivi e disturbi del sonno, che in alcuni casi portano alla depressione.

Sintomi simili a quelli manifestati dai pazienti, con sindrome di Tourette denominata anche dei tic cronici, dove sono presenti anche segni motori involontari espressi sotto forma di tic, che ricorrenti cronicamente interferiranno con il normale sviluppo della vita sociale, poiché solitamente sono associati alla coprolalia, che è l'espressione di parole oscene e socialmente inappropriate, causate dalla mancanza di controllo.

Come possiamo vedere, un'alterazione del tono muscolare sarà anche un'indicazione che qualcosa non sta andando bene nel nostro corpo, sia a livello neurologico che midollare, normalmente correlato al sistema nervoso.

Così, quando questo controllo sui movimenti è "compromesso" da qualche malattia neurologica, può produrre patologia come il Parkinson o la Corea di Huntington, nota anche come Ballo di San Vito.

Per quanto riguarda i problemi di controllo muscolare, sebbene possano essere utilizzate molte classificazioni di tremori, in base ai muscoli interessati o alla funzione coinvolta, in questo libro li distingueremo tra tremori a riposo e tremori da azione.

I primi si riferiscono ai muscoli in stato di rilassamento, cioè mentre la persona rimane ferma, in piedi o seduta, senza fare nulla, e nonostante questo il paziente soffre di tremori; mentre i tremori di azione, d'altra parte, sono quelli che compaiono solo quando un'azione sta per essere eseguita, sia che si tratti di prendere un oggetto o di camminare.

Lo svantaggio di soffrire di quest'ultimo tipo di tremore è che ostacola l'azione intrapresa, ad esempio, quando si vuole portare il cibo dal piatto alla bocca, avere tremori di azione alla mano o all'avambraccio significa che il cibo viene rovesciato a causa di tali tremori.

Va ricordato che quando si esegue un'azione, ad esempio quando si flette il braccio, ci sono muscoli che si contraggono, cioè quando subiscono il tremore durante l'azione, e muscoli che rimangono rilassati, che di solito non soffrono di tremore, ma come sono correlati i tremori nel Morbo di Parkinson?

Questo è esattamente ciò che si è cercato di scoprire con una ricerca condotta dalla Parkinson's Clinic di East Toronto e dal Centre for Movement Disorders (Canada) [6].

Lo studio ha incluso 100 pazienti con diagnosi di Morbo di Parkinson, di età compresa tra 43 e 99 anni, nei quali è stata osservata la lateralità dei tremori, sia di riposo che di azione, studiando solo i tremori delle estremità superiori, valutati utilizzando la Unified P.D. Rating Scale [7].

I risultati indicano una relazione inversa tra l'intensità del tremore a riposo e il tremore d'azione, una relazione che viene mantenuta solo sullo stesso lato del corpo.

Pertanto, la presenza di tremore moderato a riposo in un arto significa che, su quel lato del corpo, c'è una probabilità significativamente inferiore di subire un tremore d'azione.

Tremori dei muscoli che inizialmente appariranno al centro del corpo, ma che possono diffondersi anche all'altra metà, tenendo conto che, sebbene la caratteristica più eclatante sia proprio questo tremore, il Morbo di Parkinson presenta anche sintomi come la rigidità e instabilità posturale e lentezza nei movimenti.

Come è stato affermato finora, il Morbo di Parkinson è una patologia neurodegenerativa associata al controllo muscolare, quindi i suoi effetti peggioreranno con l'età.

A questo vanno aggiunti i problemi del passare del tempo, con la progressiva diminuzione dell'autonomia personale.

Questo aspetto è una delle maggiori preoccupazioni per i pazienti affetti dal Parkinson, sapendo che è una questione di tempo prima che diventino sempre più dipendenti dal fare quasi qualsiasi attività.

Va tenuto presente che i problemi muscolari associati alla malattia sono in aumento, ma esiste una relazione tra Morbo di Parkinson e problemi cognitivi?

A questo si è cercato di dare una risposta con un'indagine condotta dal Dipartimento di Neurologia,

Facoltà di Medicina, Università Ondokuz Mayis; insieme alla Clinica Neurologica, Formazione e Ricerca Ospedaliera; e il servizio di neurologia, Carsamba State Hospital (Turchia) [8].

Allo studio hanno partecipato trentasette pazienti con diagnosi di Morbo di Parkinson, di età compresa tra 55 e 77 anni, di cui diciannove donne.

I partecipanti hanno compilato una scala per determinare il livello di indipendenza utilizzando le Scales for Outcomes nel Morbo di Parkinson – Automatiche [9]; le Hoehn e Yahr Scale sono state utilizzate per determinare la gravità della [10]malattia; allo stesso modo, le capacità cognitive sono state valutate utilizzando il Mini Mental State Examination test [11,12], il Blessed test [13] e il Frontal Evaluation Test [14].

La scala della depressione geriatrica è stata utilizzata per rilevare i sintomi depressivi; e infine, per valutare l'attenzione e la memoria a breve termine, è stato utilizzato un test di sequenza numerica.

I risultati riportano che non esiste una correlazione significativa tra il livello di autonomia e le capacità cognitive, funzionando in modo indipendente.

D'altra parte, esiste una correlazione negativa tra la gravità della malattia e le capacità cognitive, ovvero, maggiore è la gravità, minori sono i punteggi ottenuti nelle capacità cognitive.

Tra i limiti dello studio, va notato che, pur avendo quasi lo stesso numero di partecipanti per ogni sesso, non è stata effettuata un'analisi comparativa, quindi non è possibile fare alcuna inferenza al riguardo in base al genere.

Allo stesso modo, la gamma dei partecipanti è molto ampia e gli effetti dell'età possono essere confusi, quindi sarebbe bene se fossero stati separati in due gruppi, ad esempio sotto e sopra i 65 anni, per verificare se ci sono differenze, che potrebbero essere spiegate solo dall'età.

Nonostante i limiti di cui sopra, i risultati mostrano un certo livello di indipendenza tra capacità cognitive e autonomia personale.

Va notato che, essendo il Morbo di Parkinson neurodegenerativo, ciò implica che progredirà fino a quando non finirà per influenzare tutte le funzioni del corpo, sebbene il suo sintomo più evidente sia il tremore.

Così, le aree cerebrali colpite dal Morbo di Parkinson fanno sì che tutti i muscoli a poco a poco "fuori controllo" perdano la loro utilità, oltre a questa perdita di controllo caratterizzata da tremori, si produce una graduale rigidità di alcuni gruppi muscolari.

Anche se i più "evidenti" all'inizio sono in quei movimenti che richiedono la partecipazione di un numero maggiore di fasce muscolari, come il camminare, dove interviene anche l'informazione vestibolare che serve a riequilibrare la postura ad ogni passo.

Man mano che la malattia progredisce, si produrrà "interferenza" nel resto dei muscoli, come quelli della mascella e della lingua, che sono essenziali per una corretta prestazione linguistica. Di conseguenza, con il progredire del Parkinson, sarà più difficile capire cosa sta dicendo il paziente.

Non perché abbia qualche tipo di patologia neurologica legata alla parola o al pensiero, ma perché i muscoli intorno alla bocca e anche la lingua non rispondono adeguatamente ai suoi comandi, ma si può diagnosticare la presenza del Parkinson dal modo in cui una persona parla?

È quanto si è tentato di risolvere con un'indagine condotta dal Dipartimento di Informatica e Ingegneria e dal Dipartimento di Tecnologie dell'Informazione dell'Università di Ingegneria RAGHU, insieme al Dipartimento di Tecnologie dell'Informazione dell'Università. GITAM; e il Dipartimento di Microbiologia e Bioinformatica dell'Università Bilaspur (India) [15].

In questo studio sono stati utilizzati database su audio con registrazioni vocali e, tramite Big Data, sono state ricercate differenze tra i pazienti con Morbo di Parkinson da fare un confronto con la popolazione generale di età inferiore ai 40 anni.

Questi dati sono stati elaborati utilizzando tre diversi metodi di analisi matematica computerizzata, dove si verificava la chiarezza, la modulazione, la fase o l'impedenza delle frasi sia dei pazienti con Parkinson che delle persone che non ce l'hanno, che rappresentavano il gruppo di controllo.

I risultati indicano che l'uso di tecniche come la Support Vector Machine possono essere utilizzate per la diagnosi differenziale tra pazienti con e senza Morbo di Parkinson, a partire dai 40 anni, con una percentuale di successo del 70%.

Nonostante la chiarezza di questi risultati, la selezione dell'età come punto di cut-off tra prima e dopo l'insorgenza del Parkinson può essere evidenziata come una limitazione dello studio, a causa delle differenze individuali esistenti non controllate in questo studio.

Come sottolineano gli autori, se i risultati di queste analisi saranno corroborati, consentirà a chiunque di pronunciare tutte le vocali dieci volte e, dopo l'obbligatoria analisi matematica, sarà possibile sapere se stanno presentando i primi sintomi "silenti" del Morbo di Parkinson o meno.

Un grande passo avanti, poiché prima viene diagnosticata questa malattia, prima è possibile intervenire, allungando così la qualità della vita del paziente, e tutto questo con pochi minuti davanti a un microfono.

Come accennato, i problemi di linguaggio, indipendentemente dall'età in cui si presentano, renderanno difficile per il paziente avere una relazione sociale adeguata, da qui l'importanza di verificarne gli effetti nel Parkinson.

Essendo la capacità di comunicare una delle problematiche più importanti che incidono sulla qualità della vita dei pazienti con il Parkinson, è stato osservato che nel 90% dei casi è ostacolata dalla progressione della malattia, sia da alterazione nella velocità di parola sia dalla loro capacità discorsiva, ma i pazienti affetti dal Parkinson presentano problemi di linguaggio in funzione dell'età?

Questo è esattamente ciò che si è cercato di risolvere attraverso un'indagine condotta dal Dipartimento di Neurologia della Facoltà di Medicina dell'Università di San Paolo (Brasile) [16].

Lo studio ha incluso 50 pazienti con diagnosi di Morbo di Parkinson, tutti di età superiore ai 40 anni, che sono stati separati in due gruppi in base all'età, il primo, di 30 pazienti con età compresa tra 40 e 55 anni; e il secondo, con 20 partecipanti, tutti di età superiore ai 65 anni.

Sono state somministrate tre misure, una neuropsicologica per valutare la progressione del Parkinson attraverso la scala di Hoehn e Yahr e la [10] Unified Parkinson's Disease Rating Scale[17]; una seconda di tipo percettivo dove è stata valutata la velocità discorsiva; e una terza di tipo acustico, dove la capacità di generare parole è stata valutata spontaneamente attraverso l'analisi delle vocali utilizzate in base al V.A.I. (Vowel Articulation Index).

Lo studio riporta che non ci sono differenze tra i gruppi di età in termini di nessuna delle tre misure, cioè né nella gravità del Morbo di Parkinson, né nella velocità né nella capacità di parlare.

Uno dei limiti dello studio è non aver separato i pazienti in base ai punteggi ottenuti nelle misure neuropsicologiche, cioè in base alla gravità della malattia.

Nonostante ciò, lo studio si concentra su un aspetto a volte dimenticato rispetto al Parkinson, la capacità di comunicare, fondamentale in una società basata sulla comunicazione orale.

I dati mostrano che l'età non è una variabile rilevante nei problemi di linguaggio associati al Morbo di Parkinson, il che indica che a qualsiasi età dovrebbe essere possibile intervenire attraverso una terapia specifica eseguita da un logopedista per aiutare a compensare le perdite dovute alla malattia.

"Se guardiamo al morbo di Parkinson da un punto di vista neurologico, c'è un compromesso nel cervelletto che è anche associato al deterioramento dovuto all'età, il che conclude che in generale si potrebbe dire che ci sono difficoltà nelle capacità motorie volontarie, in particolare del gli organi fonoarticolanti che hanno a che fare direttamente con la pronuncia dei diversi fonemi associati alla parola.

Questo deterioramento è anche associato all'espressione genetica. Non si sa quando inizierà questa difficoltà, tutto dipende dall'ambiente, dalla qualità della vita, dalla diagnosi e dall'intervento precoci e dalla genetica.

I sistemi di intelligenza artificiale sono attualmente utilizzati per scoprire quali mutazioni genetiche sono correlate alla comparsa del Parkinson.

Questo sarà fondamentale nel trattamento del Parkinson nel prossimo futuro.

Pertanto, i modelli predittivi di AI (intelligenza artificiale) basati su reti neurali sono già in fase di sviluppo e con la capacità, oltre a metodi di analisi statistica che utilizzano AI, come il Deep Learning aiuteranno i neurologi a identificare i pazienti candidati a ricevere eventuali cure attraverso la medicina personalizzata e la telemedicina, in base alle loro caratteristiche genetiche e cliniche." Dra. Mabel Velandia Ramos Audiologa Colombia.

Va notato che a volte il pubblico in generale ha maggiori conoscenze sulle malattie a causa delle conseguenze nelle fasi avanzate, come nel caso del Morbo di Parkinson.

Essendo il Morbo di Parkinson neurodegenerativo, nel tempo gli effetti peggioreranno gradualmente, progredendo dai primi sintomi dello Stadio I, con lievi movimenti in una sola parte del corpo, trascinando un po' i piedi, cominciando a mostrare i primi sintomi di rigidità.

Nello Stadio II, la persona inizia a piegarsi in avanti, cominciano i problemi di equilibrio e le difficoltà ad iniziare i movimenti (bradicinesia).

Nello Stadio III e IV i sintomi si complicano, rendendo difficile l'equilibrio e la deambulazione.

Fino all'ultima fase dello Stadio V, dove la dipendenza

è massima, richiedendo una terza persona per svolgere qualsiasi attività della vita quotidiana, il paziente trascorre buona parte del suo tempo seduto o sdraiato a causa dei continui tremori.

Va tenuto presente che con il progredire della patologia le opzioni di trattamento per il Parkinson si riducono, a partire da quello farmacologico e riabilitativo fino a quello chirurgico. Tra questi ultimi, è possibile distinguere tra le cure reversibili come la stimolazione cerebrale profonda, e quelle irreversibili, che includono la chirurgia in cui si interviene in alcune parti del cervello.

Per quanto riguarda questi interventi chirurgici, la pallidotomia è la più comune, dove viene praticata un'incisione nel globo pallido del cervello, un intervento che invece è stato osservato avere conseguenze emotive nei pazienti operati, ma un intervento chirurgico nel cervello del paziente con il Morbo di Parkinson porta cambiamenti emotivi?

A questo si è cercato di rispondere con un'indagine condotta dall'Hospital de Santa María (Portogallo) [18].

Lo studio ha coinvolto 30 pazienti che hanno subito un intervento chirurgico per curare gli stadi avanzati del Parkinson.

Tutti sono stati sottoposti ad uno studio precedente e a un follow-up di un anno dopo l'intervento in cui hanno dovuto rispondere a un questionario standardizzato per il rilevamento delle emozioni chiamato Comprehensive Affect Testing System [19] in cui vengono valutate 7 emozioni di base nelle attività di riconoscimento facciale e 4 sul linguaggio (prosodia).

I risultati mostrano che non ci sono cambiamenti significativi tra i dati ottenuti prima e dopo l'intervento chirurgico. Nonostante ciò, una sintomatologia di apatia o depressione era stata osservata in 6 dei partecipanti prima dell'intervento, e che successivamente il numero è aumentato fino a 14 dopo un anno dall'intervento.

Quello che senza dubbio dovrebbe essere oggetto di studio è il motivo per cui il numero di persone con sintomi depressivi è raddoppiato in un anno, e se questo corrisponde a un'evoluzione "normale" della malattia o è il prodotto di un intervento chirurgico.

Come carenze dello studio, va notato che non è stato istituito un gruppo di controllo con cui confrontare l'evoluzione della malattia nel tempo, e che non è stata effettuata una valutazione esaustiva dell'umore del paziente né prima né dopo l'intervento chirurgico.

A causa dei limiti dello studio, i risultati non possono essere generalizzati fino a quando il numero di partecipanti non verrà ampliato, includendo un gruppo di controllo e verrà analizzata l'evoluzione dell'umore dei pazienti che hanno subito un intervento chirurgico come misura per affrontare la fase più avanzata del Morbo di Parkinson.

Sebbene i sintomi più evidenti del morbo di Parkinson siano proprio i tremori, ce ne sono altri non legati ai movimenti, come i disturbi del sonno, con una prevalenza che colpisce tra il 40 e il 90% di chi soffre di questa malattia sia con insonnia, sia con eccessiva sonnolenza diurna, apnea notturna o problemi durante il sonno.

Quelle persone che non soffrono di questo tipo di disturbi, tendono a non capire quanto sia invalidante non riposare e non poter iniziare una nuova giornata.

A questo proposito, va notato che una delle difficoltà che hanno i pazienti con Morbo di Parkinson è che quando compaiono problemi di sonno, non possono essere trattati adeguatamente, poiché il farmaco utilizzato in questi casi è solitamente incompatibile con quello adottato nel trattamento del Parkinson stesso.

Allo stesso modo, alcuni esercizi indicati per questi pazienti non sono così promettenti come ci si aspetterebbe, mantenendo così le difficoltà del sonno, ed i problemi che questo comporta per chiunque, ma ora aggravati dal Parkinson, ma i disturbi del sonno causati dal Parkinson possono essere superati?

Questo è proprio quanto si è cercato di scoprire con un'indagine congiunta svolta dall'Ospedale "S. Isidoro"; la Fondazione IRCCS S. Maugeri, Ospedale "Le Terrazze"; l'Ospedale Moriggia Pelascini, l'Istituto di Perfezionamento Clinico (Italia); e il JFK Johnson Rehabilitation Institute; insieme al Center for Movement Disorders della City University di New York (USA) [20].

Hanno partecipato allo studio 138 pazienti con un'età media di 69 anni, di cui 77 donne. I partecipanti sono stati divisi in due gruppi, il primo con 89 pazienti, che hanno ricevuto congiuntamente cure farmacologiche e allenamento fisico, e l'altro, con 49 partecipanti, che hanno ricevuto solo cure farmacologiche. Tutti sono stati esaminati per verificare la loro diagnosi, attraverso la scala dei sintomi del Morbo di Parkinson denominata Hoehn and Yahr Scale [10] ed il Mini-Mental State [12].

Dopo 28 giorni, tutti i partecipanti sono stati riesaminati per vedere se c'erano effetti differenziali tra i due gruppi, questa volta utilizzando la scala standardizzata chiamata Unified Parkinson's Disease Rating Scale [17].

I risultati mostrano miglioramenti significativi nel trattamento congiunto tra il trattamento farmacologico e gli esercizi studiati per questo scopo, producendo una diminuzione dei disturbi del sonno, d'altra parte non sono state riscontrate differenze nel gruppo di controllo che ha ricevuto solo un trattamento farmacologico per trattare i problemi del sonno associati. Tra i limiti dello studio c'è il non avere un terzo gruppo di ricerca, che riceve esclusivamente esercizio fisico, per verificare se si producono o meno gli effetti positivi desiderati.

Allo stesso modo, effettuare un'unica valutazione a 28 giorni non garantisce che gli effetti positivi sul miglioramento dei disturbi del sonno si manterranno nel tempo, quindi sarebbero necessarie valutazioni successive per verificarlo.

Sintomi non motori del Morbo di Parkinson

Il Morbo di Parkinson è una malattia causata dalla degenerazione delle cellule nervose (neuroni) nel cervello. Questa malattia si presenta generalmente con disturbi del movimento come tremori, rigidità, bradicinesia e instabilità nella postura del corpo, ma possono verificarsi anche sintomi non motori, che possono precedere i sintomi classici. Questo potrebbe essere un segno precoce del Parkinson.

I sintomi non motori del Morbo di Parkinson sono suddivisi in diverse categorie: disfunzione autonomica, sintomi cognitivi e psichiatrici, disturbi del sonno e altri sintomi[16,21]. Sintomi come disfunzione olfattiva, costipazione e depressione possono essere i primi segni di sintomi motori del Morbo di Parkinson. Allucinazioni e demenza si verificano nel Parkinson in fase avanzata [21,22].

Disfunzione autonomica

Le disfunzioni autonomiche che possono verificarsi nel morbo di Parkinson sono pressione arteriosa ortostatica, disfunzione olfattiva, salivazione e sudorazione eccessiva, singhiozzo, difficoltà a deglutire, nausea, vomito, costipazione, incontinenza fecale, disfunzione della vescica, disfunzione sessuale e perdita o aumento di peso. [21,23,24]

Sono dovute alla compromissione del sistema nervoso autonomo, che è incaricato di mantenere le funzioni del corpo in forma inconscia e automatica.

Eccessiva salivazione e sudorazione

L'eccessiva salivazione o ipersalivazione colpisce circa il 10% di tutti i pazienti con Morbo di Parkinson e si osserva un'eccessiva sudorazione nel 30-50% dei pazienti.

I pazienti che soffrono di salivazione eccessiva possono avere complicazioni da singhiozzo e polmonite. I pazienti affetti dal Parkinson possono sperimentare un'eccessiva sudorazione su tutto il corpo, non limitata alle ascelle, ai palmi delle mani o ai piedi e al viso.

L'eccessiva salivazione è principalmente dovuta a disturbi della bocca e dei movimenti di deglutizione piuttosto che ad una produzione eccessiva. Questo è il risultato dell'acinesia nel Morbo di Parkinson.

Ipotensione ortostatica

Questi sintomi si verificano in circa il 30-50% di tutti i pazienti con il Parkinson. I sintomi più comunemente riscontrati sono mal di testa, stanchezza, vertigini a seguito di cambiamenti posturali e diminuzione della coscienza dopo essersi alzati in piedi o mangiato molto.

Riduzione e perdita della vista possono verificarsi improvvisamente nei casi più gravi [21,24].

L'ipotensione ortostatica è definita come una diminuzione sistolica superiore a 20 mmHg o una diminuzione diastolica superiore a 10 mmHg. È causata da una disfunzione del riflesso barocettore e dalla denervazione cardiaca simpatica (stimolante).

Il riflesso barocettore è responsabile della regolazione della frequenza cardiaca e della pressione sanguigna in base alle informazioni ricevute sulla pressione sanguigna nelle carotidi, dove si trovano questi recettori. La terapia abituale con dopamina può anche causare ipotensione ortostatica [21,24].

Disfunzione dell'olfatto e del gusto

La diminuzione dell'olfatto (iposmia) e la sua perdita totale (anosmia) si verificano in circa il 90% dei pazienti con Morbo di Parkinson. Una delle disfunzioni olfattive, l'iposmia, è spesso un segno precoce dei sintomi motori del Parkinson.

Anche la percezione del gusto è influenzata (disgeusia) quando l'olfatto è alterato. Questi sintomi non sono troppo gravi, ma in alcuni casi questa disfunzione può causare una diminuzione dell'appetito.

La degenerazione del nucleo olfattivo anteriore e del bulbo olfattivo può causare patologie olfattive. Anche il fumo, i traumi cranici e altre patologia neurogenerative possono causare questa disfunzione dell'olfatto [21,25,26].

Singhiozzo e difficoltà a deglutire

Il 50% di tutti i pazienti con Morbo di Parkinson accusa singhiozzo e difficoltà a deglutire.

Il paziente presenta lievi disturbi della deglutizione nelle fasi iniziali e grave disfagia nelle fasi avanzate.

I pazienti hanno problemi a deglutire cibo, acqua o pillole e possono manifestare complicazioni come malnutrizione, polmonite o singhiozzo.

Il singhiozzo e la difficoltà a deglutire nei pazienti con Morbo di Parkinson sono principalmente causati da uno scarso trasporto del bolo di cibo attraverso la faringe.

La disfagia può essere associata ad una debole attivazione dei muscoli della lingua e delle guance, nonché ad uno scarso rilassamento e coordinazione dello sfintere esofageo superiore [21].

Nausea e vomito

Questo sintomo è sperimentato da circa il 20% di tutti i pazienti con Morbo di Parkinson. I pazienti possono manifestare flatulenza, nausea e vomito quando iniziano il trattamento con un nuovo farmaco antiparkinson. L'accumulo di gas può avvenire anche senza assunzione di farmaci, a causa della diminuzione dei movimenti dello stomaco

La sensazione di flatulenza nei pazienti affetti dal Parkinson deriva dalla degenerazione dei neuroni autonomi del sistema nervoso periferico (plesso di Meissner) che innervano il tratto gastrointestinale e il tronco encefalico. Nausea e vomito possono essere un sintomo primario nel Parkinson, ma sono generalmente causati dagli effetti collaterali dei farmaci dopaminergici.

Stitichezza

La prevalenza della stipsi nei pazienti con Morbo di Parkinson è di circa il 75%. La stitichezza è spesso il primo segno di sintomi motori. I pazienti con questi sintomi possono manifestare complicazioni sotto forma di megacolon, pseudo-ostruzione, volvolo, perforazione e fastidio addominale.

La stitichezza è un sintomo della disautonomia ed è principalmente causata dalla ridotta motilità del colon e dalla disfunzione anorettale. La degenerazione dei nuclei autonomici periferici e del tronco cerebrale causa stitichezza.

La denervazione colinergica parasimpatica può causare dissinergia dello sfintere, cioè alterata coordinazione del rilassamento dello sfintere anale, con conseguente incapacità di defecare normalmente [16,21,25].

Incontinenza fecale

L'incontinenza fecale si verifica in meno del 10% dei pazienti con Morbo di Parkinson. I pazienti sperimenteranno feci che escono involontariamente o inconsciamente. Questi sintomi sono rari e generalmente si verificano insieme all'incontinenza urinaria.

L'incontinenza, che si manifesta come l'impossibilità di raggiungere il bagno in tempo, è dovuta a disturbi motori (acinesia o bradicinesia) e di solito si presenta nei pazienti con Morbo di Parkinson in stadio avanzato.

Disfunzione della vescica

La prevalenza della disfunzione della vescica nei pazienti con Morbo di Parkinson è superiore al 50%.

Le disfunzioni più comuni associate all'iperreflessia del muscolo detrusore (contrazione della vescica per l'emissione di urina) sono la nicturia (necessità di urinare di notte) e l'incontinenza urinaria. Al contrario, l'ipofunzione del detrusore, come la ritenzione urinaria, è rara [21,26].

La disfunzione della vescica è causata dalla degenerazione autonomica della vescica e dei nuclei motori. La degenerazione della sostanza nera del tronco cerebrale, che agisce inibendo la minzione, può anche causare disfunzioni della vescica.

Disfunzione sessuale

Questo sintomo è sperimentato da circa il 20% di tutti i pazienti con Morbo di Parkinson. La disfunzione sessuale in questa malattia include disfunzione erettile, difficoltà a raggiungere l'orgasmo o anorgasmia, diminuzione della libido e diminuzione della sensibilità genitale.

Può anche essere associata a ipersessualità o aumento dell'eccitazione o dell'appetito sessuale (libido), che è generalmente associata al trattamento con agonisti della dopamina [21,24]. La disfunzione erettile deriva dalla degenerazione autonomica simpatica e parasimpatica.

La disfunzione sessuale può anche verificarsi a causa di disturbi motori, farmaci o disturbi dell'umore. In alcuni casi è stata coinvolta la carenza di testosterone [21,24].

Perdita o aumento di peso.

La perdita di peso si verifica in molte malattie neurodegenerative, una delle quali è il Morbo di Parkinson. La perdita di peso nel Parkinson è associata ad una diminuzione del tessuto adiposo. Fattori come discinesia, disturbi della deglutizione, odore, nausea e vomito o effetti collaterali dei farmaci possono contribuire alla perdita di peso [16,21].

L'aumento di peso è meno comune della perdita di peso nei pazienti affetti dal Morbo di Parkinson. Questo aumento di peso si verifica a causa del disturbo del controllo degli impulsi primari o degli effetti collaterali dei farmaci agonisti della dopamina.

Anche gli antipsicotici atipici, spesso usati nella malattia di Parkinson per trattare i sintomi psichiatrici e l'insonnia, come la quetiapina e la clozapina, sono associati all'aumento di peso.

Dolore

Il dolore si verifica nel 33-66% dei casi. Viene sperimentato dai pazienti sotto forma di rigidità muscolare, crampi, spasmi o dolore muscolare che si manifesta al polpaccio, al collo o alla schiena.

Il dolore si manifesta spesso durante il periodo di inattività e di riposo notturno. Può anche essere associato a discinesia e distonie mattutine [21,25,26].

I pazienti con Morbo di Parkinson sperimenteranno una diminuzione della soglia del dolore a causa della degenerazione della funzione dipendente dalla dopamina che regola l'inibizione del dolore.

Anche la degenerazione delle cellule produttrici di noradrenalina nel locus ceruleus del tronco encefalico è associata al dolore nei pazienti con Morbo di Parkinson [21,25,26].

Sintomi cognitivi.

I sintomi legati ai disturbi cognitivi e psichiatrici sono comuni nei pazienti con Morbo di Parkinson.

Questi sintomi possono manifestarsi sotto forma di deterioramento cognitivo, demenza (demenza di Parkinson, che è la seconda causa degenerativa primaria di demenza dopo l'Alzheimer), allucinazioni, depressione o ansia, apatia, comportamento sessuale alterato, disturbo del controllo degli impulsi e deliri o [16,21,25]allucinazioni

Più del 70% dei pazienti colpiti dal Parkinson sperimenterà un lieve deterioramento cognitivo e demenza.

La demenza da Morbo di Parkinson si verifica generalmente nei pazienti avanzati di età superiore ai 65 anni. I sintomi predominanti includono bradypsychia (processo di pensiero lento), memoria alterata, attenzione e visuospaziale e una sindrome disesecutiva [21,23].

La demenza con corpi di Lewy a partire da strutture corticali è un'importante causa di demenza nel Parkinson.

In altri casi, può essere prodotta da altre cause, come cambiamenti del Morbo di Alzheimer e lesioni vascolari.

I fattori di rischio che possono causare la demenza di Parkinson sono età superiore a 65 anni, allucinazioni, deliri, storia familiare di demenza, depressione e disturbi della fase di movimento rapido degli occhi durante il sonno o disturbo del sonno REM [21,23].

Le allucinazioni si verificano nel 40% di tutti i pazienti con Morbo di Parkinson. Generalmente si verificano nella malattia in stadio avanzato. Le allucinazioni visive si verificano più frequentemente, mentre le allucinazioni uditive, gustative, olfattive e tattili sono rare. Questi sintomi si verificano spesso in condizioni di scarsa illuminazione o coscienza ridotta, come durante il sonno [21,25].

La degenerazione dell'area visiva e la percezione della corteccia sono associate ad allucinazioni e illusioni nel Morbo di Parkinson.

Le allucinazioni sono spesso dovute agli effetti collaterali dei farmaci antiparkinson, ma possono verificarsi principalmente nelle fasi avanzate.

Altri fattori di rischio sono il declino cognitivo, la vecchiaia, le patologie croniche e la depressione [21,25].

Disturbi del sonno

Il Morbo di Parkinson può causare vari disturbi del sonno. Questi disturbi del sonno sono eccessiva sonnolenza diurna (ipersonnia), insonnia e disturbo del sonno REM [25,26].

Eccessiva sonnolenza diurna (EDS)

La sonnolenza si verifica in circa il 50% di tutti i pazienti con il Parkinson. I malati di Parkinson possono addormentarsi mentre guidano, parlano o si trovano in luoghi pubblici.

Episodi improvvisi di sonno possono verificarsi nei casi più gravi, chiamati attacchi di sonno. Sebbene dormano raramente durante il giorno, quindi raramente si lamentano a questo proposito.

La degenerazione del sistema di attivazione reticolare e dei generatori del ritmo circadiano che regolano il ciclo di veglia giocano un ruolo nello sviluppo dell'EDS nel Morbo di Parkinson. La levodopa, gli anticolinergici, l'amantadina e gli agonisti della dopamina possono causare sonnolenza.

Dovrebbe essere considerata anche la presenza di apnea notturna, disturbi psichiatrici più comuni come depressione e ansia.

Insonnia

La prevalenza di pazienti con insonnia nel Parkinson è dal 60 all'80%. I pazienti possono avere difficoltà ad addormentarsi o mantenere il sonno [21,25].

L'insonnia può essere motivata da varie cause. La degenerazione dei sistemi di regolazione del sonno e i cambiamenti nei ritmi circadiani nel cervello sono le principali cause di insonnia.

Inoltre, sintomi motori come bradicinesia, tremore, discinesia e sindrome delle gambe senza riposo possono interferire con il sonno.

I farmaci antiparkinson possono causare anche insonnia. E i sintomi psichiatrici, come allucinazioni e delusioni, spesso disturbano il riposo notturno.

Disturbo della fase REM

Questo disturbo si verifica nel 50% di tutti i pazienti con Morbo di Parkinson. Questo è caratterizzato dalla perdita della normale atonia muscolare durante la fase

REM del sonno. Il paziente agisce fuori dal sonno, facendolo parlare (sonniloquio), muovere le mani o i piedi e urlare durante il sonno. Durante il sonno, il paziente può cadere dal letto, ferire se stesso o la persona accanto a lui [21].

Sindrome delle gambe senza riposo

Questa sindrome può essere un segno precoce di sintomi motori e un indicatore di altri problemi, come il declino cognitivo. La degenerazione del tronco cerebrale inferiore, in particolare l'area del locus ceruleus, può essere coinvolta in questo disturbo [21,26].

Alterazioni visive

Le anomalie visive nei pazienti con Morbo di Parkinson comprendono diplopia, disturbi della percezione del colore e del contrasto e disturbi visuo-spaziali.

Le alterazioni della sensibilità al contrasto possono interferire con la guida di veicoli, soprattutto di notte. La diplopia è rara e di solito si verifica durante la lettura.

I disturbi del colore e del contrasto possono essere causati da una disfunzione della retina dovuta alla degenerazione dei neuroni dopaminergici nella retina e alla disfunzione della corteccia visiva del cervello.

La diplopia si verifica spesso a causa di una convergenza insufficiente dei muscoli oculari. Funzione visuo-spaziale compromessa associata a disfunzione cognitiva e allucinazioni nel Morbo di Parkinson

Gonfiore (edema) delle gambe

Il gonfiore dei piedi si verifica spesso nei pazienti affetti dal Parkinson. Questo gonfiore si verifica nella parte inferiore della gamba, sebbene questi sintomi di solito non siano gravi. Questo è generalmente un effetto collaterale dei farmaci antiparkinson, in particolare gli agonisti della dopamina. Tuttavia, il Morbo di Parkinson di per sé può anche causare infiammazioni ai piedi, anche senza assunzione di farmaci.

Origine del Morbo di Parkinson

"Dal 15 al 25% delle persone con il Parkinson ha un parente stretto che ha avuto sintomi di Parkinson (come il tremore), per questo motivo ci sono studi che hanno lo scopo di trovare i geni coinvolti nella trasmissione e predisposizione a manifestare questa malattia.

Sebbene non sia ancora ben definito, sembra che le mutazioni nel gene Parkinson siano responsabili di una forma ereditaria del Morbo di Parkinson e che sarebbe anche coinvolto nella degradazione di importanti proteine.

D'altra parte, un gruppo di ricerca di Guipúzcoa ha recentemente rivelato l'esistenza di "Dardarina", un gene coinvolto nella trasmissione ereditaria del Morbo di Parkinson, una scoperta evidenziata in importanti forum medici.

Circa il 10% dei casi di diagnosi di Parkinson può essere considerato di origine ereditaria, il 5% potrebbe avere un'origine ambientale o tossica e nel restante 85% la sua origine è sconosciuta." Marian Carvajal Paje, F.E.P.

Quando si tratta di stabilire un profilo di rischio di una popolazione rispetto ad una malattia, è necessario comprendere che una moltitudine di fattori interverranno sull'origine, il mantenimento e la progressione della malattia, essendo compito del ricercatore scoprire e descrivere ciascuno questi fattori.

Quando si vuole stabilire il profilo della popolazione a rischio, successivamente si devono conoscere i "pesi" che ciascuno di questi fattori giocherà nell'insorgenza della malattia; quindi, in alcuni, la componente ereditaria gioca un ruolo fondamentale, con un grande peso come fattore, in altri, invece, fattori ambientali come lo stress hanno il peso maggiore.

"Alcuni studi hanno riportato una maggiore frequenza del Morbo di Parkinson (anche se questa differenza è minima) negli uomini e una certa disparità con le donne in relazione ai sintomi motori.

In generale, Il Morbo di Parkinson viene diagnosticata più negli uomini che la nelle donne e sintomi come rigidità e disturbi del movimento oculare rapido compaiono più frequentemente negli uomini che nelle donne, mentre più donne rispetto agli uomini hanno discinesie e depressione.

È stato proposto che gli estrogeni abbiano un carattere modificante e persino neuroprotettivo, il che spiegherebbe perché le donne soffrono meno della malattia, così come è stato dimostrato che c'è una diminuzione del testosterone negli uomini affetti dal Morbo di Parkinson, che il che suggerirebbe che la conservazione dei livelli di testosterone negli uomini potrebbe essere una forma di resistenza al Parkinson." Marian Carvajal Paje, F.E.P.

Stabilire un profilo consiste nel valutare ciascuno dei fattori coinvolti e sapere in che misura uno influisce maggiormente sull'altro, ma qual è il profilo di rischio nel Morbo di Parkinson?

È proprio quanto ha cercato di scoprire il Dipartimento di Sistemi Medici, Università di Roma Tor Vergata, insieme alla IRCCS Fondazione Santa Lucia (Italia) [27].

Lo studio ha incluso 600 adulti di età superiore ai 40 anni, metà dei quali con diagnosi di Morbo di Parkinson, il 49,5% erano donne, corrispondenti all'età, al sesso e alla popolazione in cui vivono.

I partecipanti hanno sostenuto un'intervista in cui sono stati interrogati sui dati sociodemografici, l'occupazione, la storia familiare del Morbo di Parkinson, l'esposizione a tossine, il consumo di tabacco o alcol.

Inoltre, è stato effettuato un controllo del plasma sanguigno attraverso la Inductively [28] Coupled-Plasma-Mass-Spectrometry applicata a 130 dei partecipanti, metà con diagnosi di Morbo di Parkinson.

I risultati indicano che, mantenendo controllate le altre variabili personali e sociodemografiche, i fattori che contribuiscono al profilo di rischio per il Parkinson sono la storia familiare, l'esposizione a tossine, il consumo di alcol e il consumo di tabacco, non risultando significative le misurazioni analizzate nel plasma.

Sapendo che più fattori di rischio si accumulano nella persona, maggiore sarà la possibilità di soffrire del Morbo di Parkinson.

Uno dei limiti dello studio è il suo targeting, perché ha voluto controllare un gran numero di variabili, il che significa che i suoi risultati non possono essere estrapolati ad altre popolazioni.

Nonostante ciò, avere un profilo della popolazione a rischio consente di stabilire piani di prevenzione in tal senso, in modo che chi è più sensibile ai malati di Parkinson possa essere sorvegliato, soprattutto al raggiungimento dell'età massima rischio di diagnosi precoce.

Allo stesso modo, e nella misura in cui si svilupperanno tecniche in tal senso, potranno essere istituiti programmi per la prevenzione del Morbo di Parkinson, incorporando tecniche finalizzate a tal fine tra la popolazione più sensibile a soffrire di questa malattia, in modo tale da ritardarne l'insorgenza.

Secondo questo studio, la persona a maggior rischio di contrarre il Morbo di Parkinson è una persona che ha una storia familiare della malattia, che durante la sua vita è stata esposta a tossine, che fuma e beve alcolici regolarmente.

Rispetto ai "pesi" di questi fattori, lo studio evidenzia maggiori differenze tra i gruppi di pazienti con Morbo di Parkinson ed i controlli, nella variabile di ereditabilità e nel consumo di tabacco, seguiti dall'esposizione alle tossine, essendo il consumo di alcol meno significativo.

Una maggiore consapevolezza di questi fattori che facilitano l'insorgenza del Parkinson aiuta anche le persone con una storia familiare di questa malattia a capire che le loro possibilità di soffrirne aumentano se consumano tabacco o alcol; potendo concentrare la prevenzione su questi due fattori, poiché il fattore di tossicità è più difficile da controllare.

"Al momento, gli esami del sangue non sono conclusivi per una diagnosi precoce.

Normalmente i risultati degli esami del sangue nelle persone con Morbo di Parkinson danno risultati simili a quelli di una persona non affetta da questa patologia.

Esiste un test di questo tipo che viene utilizzato principalmente per studiare la probabilità ereditaria di sviluppare la malattia in persone con familiari che ne hanno sofferto, ma in nessuno di questi casi questi test forniscono informazioni decisive sulla manifestazione o meno della malattia, poiché sarebbe correlata a molti altri fattori predisponenti." Marian Carvajal Paje, F.E.P.

Sono molte le cause che influenzano il Morbo di Parkinson, sapendo che quando si verificano i primi tremori, il paziente può soffrire di questa malattia per anni.

I sintomi iniziali, contrariamente a quanto si pensa, non sono di tipo motorio, ma piuttosto quelli legati agli sbalzi d'umore, che possono manifestarsi con depressioni, oltre che disturbi del sonno.

Nonostante i progressi nella conoscenza del Morbo di Parkinson, non è ancora chiaro il motivo per cui colpisce alcune persone e non altre, sebbene vi siano alcune cause, come i pesticidi, che spiegherebbero la maggiore presenza di questa malattia nelle popolazioni rurali rispetto a quelle urbane; il che indicherebbe che potrebbero essere coinvolte variabili sociodemografiche, da utilizzarsi anche come mezzo preventivo.

Tra le variabili sociodemografiche più importanti in altre malattie c'è il livello economico, la composizione del numero dei membri della famiglia e anche il livello di istruzione, ma il Morbo di Parkinson è correlato al livello di istruzione?

È quanto hanno cercato di scoprire presso l'Università Federale di Rio Grande do Sul, la Clinica di Porto Alegre e l'Università Federale di Scienze della Salute di Porto Alegre (Brasile) [29].

Lo studio ha incluso 45 pazienti con diagnosi di Morbo di Parkinson secondo i criteri della scala Hoehn e Yahr [10] sul grado della malattia.

Invece di impostare il livello di tremore o la comparsa di altri sintomi come criterio di distinzione, lo studio ha analizzato la capacità di comunicazione verbale e non verbale, la cui compromissione è chiamata aprassia.

L'aprassia non verbale è stata valutata attraverso il questionario standardizzato chiamato Speech Apraxia Assessment Protocol [30], mentre l'aprassia verbale è stata valutata attraverso test di addizione, sottrazione, ripetizione o omissione di elenchi di parole lette dall'operatore sanitario.

Oltre alle prestazioni rispetto all'aprassia, sono state valutate varie variabili sociodemografiche, come l'età, il livello di istruzione o da quanto tempo la persona soffriva della malattia.

I risultati mostrano che, sin dalle prime fasi della malattia, si soffrirà di aprassia verbale, cioè si osserveranno problemi nel linguaggio, presentando sforzo di pronuncia, un tono di voce elevato, ripetizione involontaria di parole, esitazioni e alterazioni nella struttura delle frasi.

Per quanto riguarda le variabili sociodemografiche, è risultata significativa solo la relazione tra il livello di istruzione rispetto all'aprassia verbale, ovvero chi aveva un livello di istruzione più elevato mostrava minori problemi di aprassia verbale, a differenza dei pazienti con Morbo di Parkinson con un livello di istruzione inferiore.

Tra i limiti dello studio, l'esiguo numero di partecipanti, e che si concentra su una popolazione con una propria idiosincrasia, quindi questi risultati devono essere verificati con un maggior numero di persone e in altre popolazioni, prima di poter trarre conclusioni al riguardo.

Va tenuto presente che l'analisi viene svolta su competenze che migliorano con il livello di istruzione, quindi i risultati ottenuti sembrano coerenti, in quanto, chi ha migliori livelli di sviluppo linguistico, perderà più tardi questa funzione.

Nonostante quanto sopra, una buona strategia di intervento nei pazienti con Morbo di Parkinson sarebbe quella di rafforzare le competenze linguistiche attraverso corsi di aggiornamento e persino formazione, per cercare di compensare la perdita causata dalla malattia.

Sapendo che chi ha avuto la possibilità di formarsi e studiare, e ne ha approfittato, avrà una maggiore protezione quando si tratta della comparsa dei sintomi dell'aprassia verbale quando si soffre del Parkinson, rispetto a chi non lo ha fatto.

Fondamentale in termini di livello di indipendenza e qualità di vita del paziente, è la capacità di comunicare adeguatamente con gli altri, in modo da poter trasmettere esigenze e richieste.

Circostanza che dovrebbe funzionare una volta rilevata la malattia per dare al paziente con Morbo di Parkinson il maggior tempo possibile di indipendenza e quindi facilitare il difficile passaggio attraverso la malattia.

"No, sebbene sia una malattia neurodegenerativa, il Parkinson non è di per sé una malattia mortale.

L'aspettativa di vita media di un paziente affetto dal Parkinson è generalmente la stessa di quella delle persone che non ne soffrono.

La qualità della vita della persona colpita dipenderà in ogni caso da fattori predispositivi, genetici, familiari, sociali, nutrizionali..." Marian Carvajal Paje, F.E.P.

Va notato che uno dei fattori più sorprendenti in alcune malattie sono le differenze riscontrate nell'incidenza a seconda che i pazienti vivano in città o in ambienti rurali, mentre in altre malattie non si riscontrano, tenendo conto che esistono evidenti differenze tra vivere in campagna o in città, partendo dallo stile di vita più tranquillo dei primi, con una qualità della vita in molti casi superiore, particolarmente indicato per problemi legati a stress e inquinamento.

Ma l'ambiente rurale presenta anche degli svantaggi, come un minor accesso all'assistenza sanitaria specializzata e alle cure più recenti quando compare la malattia.

Quindi, per alcune malattie, si consiglia di vivere in campagna per i benefici per la salute, mentre per altre si consiglia il contrario, di essere il più vicino a centri ospedalieri specializzati dove si può essere curati al meglio, ma vivere in campagna ha un impatto sul Morbo di Parkinson?

Questo è esattamente ciò che è stato indagato dalla Ben Gurion University insieme all'Università di Tel Aviv e al Soroka University Medical Center (Israele) [31].

Lo studio ha incluso l'intera popolazione rurale di una località, il cui riferimento era un ospedale vicino, estraendo da lì tutte le informazioni relative al numero di pazienti affetti dal Parkinson, nonché i loro dati demografici e i farmaci che hanno assunto, tutti analizzati dal 2000 al 2012.

Successivamente sono state effettuate estrapolazioni matematiche, con le quali confrontare il numero di persone colpite in quella località rurale, rispetto a quelle con diagnosi di Morbo di Parkinson in una città vicina a tale località.

Il profilo del paziente con Morbo di Parkinson è risultato essere una persona con un'età media di 73 anni, il 79% sposato e il 47% dei casi erano donne

I risultati mostrano un'alta incidenza di casi di Morbo di Parkinson in contesti rurali rispetto a quelli nelle città vicine.

Differenze che si osservano anche nell'evoluzione dell'incidenza negli anni, dove è rimasta pressoché invariata in città (con un rapporto di 0,28 nel 2000 a 0,33 nel 2012), mentre nei 12 anni di studio sul campo è notevolmente aumentato il numero di casi di Morbo di Parkinson tra la sua popolazione (con un rapporto da 0,87 nel 2000 a 1,20 nel 2012).

Si deve tener conto del fatto che lo studio è limitato ad una popolazione rurale con le sue peculiarità, quindi è necessaria la ricerca in altre popolazioni prima di poter trarre conclusioni al riguardo.

Nonostante quanto sopra, gli autori dello studio sottolineano che i loro risultati non sono nuovi, poiché sono stati trovati prima, ed è stato particolarmente associato all'uso di pesticidi da parte di persone che vivevano in campagna, essendo questo un fattore scatenante del Morbo di Parkinson.

Aspetto che, sebbene possa essere la causa esplicativa, non è stato indagato in questo studio, né che tipo di pesticida, né in che quantità sia tossico, dati fondamentali per poter stabilire questa relazione diretta tra l'uso di pesticidi e la comparsa del Morbo di Parkinson.

Se questa relazione sarà confermata da nuove ricerche, dovranno essere stabilite norme legislative appropriate a questo riguardo, con adeguate misure di sicurezza e salute sul lavoro, per evitare che i lavoratori agricoli siano esposti a sostanze tossiche che potrebbero mettere a rischio la loro salute presente e futura, misure di prevenzione volte a ridurre la possibilità di soffrire di una malattia grave come il Morbo di Parkinson.

A tal proposito, riporto qui di seguito un'intervista con il Dr. Cesar Rengifo, Tossicologo presso il Servizio Medico della Cooperativa de Servicios Múltiples, Venezuela.

«Vivere in campagna ha un impatto sul Morbo di Parkinson?»

«Penso che ci sia una relazione diretta tra l'esposizione al rame come fungicida (a cui danno poca importanza) e l'aumento del Parkinson nella popolazione di regioni agricole [32].

I ricercatori della North Carolina State University hanno scoperto come il rame induce disfunzioni della proteina associata alla malattia...

Questi fungicidi sono così comunemente usati da essere utilizzati praticamente dall'intera industria ortofrutticola. E non solo entrano nella catena alimentare attraverso il consumo diretto, ma anche attraverso la contaminazione dei nostri sistemi di acqua potabile. Ci sono anche altri metalli coinvolti come l'alluminio [33].»

«Quando c'è un'intossicazione alimentare da anni, esiste una cura? Ad esempio, nel caso del Morbo di Parkinson, si migliora curando l'origine dell'avvelenamento o gli effetti sono permanenti?»

«C'è un punto di svolta in cui se l'ingestione del veleno viene interrotta si verifica una totale inversione del quadro clinico, ma in caso contrario si verificano cambiamenti adattativi permanenti che non sono reversibili.

Ciò si verifica quando la sostanza tossica si accumula nel corpo, come per un caso comune di aflatossina da grano o sorgo che finisce per danneggiare il fegato. D'altra parte, nei casi in cui non si accumula come il glutine una volta tolto dalla dieta, il quadro è totalmente ribaltato.»

«C'è un modo per prevenire gli effetti negativi sulla salute delle sostanze contenute nel cibo?»

«No, perché sono molto varie, da additivi chimici deliberati negli alimenti trasformati, attraverso le tossine naturali prodotte dal modo moderno di raccolta, alle proteine di alcuni alimenti che ci avvelenano in circostanze particolari come il glutine nell'autismo con disbiosi o celiachia.»

Nonostante questo, la principale preoccupazione del paziente quando riceve la diagnosi di Morbo di Parkinson riguarda principalmente l'evoluzione dei sintomi dei movimenti muscolari, sia in termini di tremore che di rigidità muscolare.

Forse questi sono i sintomi più evidenti e temuti di questa malattia, ma non sono gli unici che i pazienti soffriranno a poco a poco man mano che la malattia progredisce, quindi è frequente soffrire di bradicinesia, che si traduce in lentezza motoria, visibile soprattutto camminando, ma si soffrirà anche di instabilità, problemi di deglutizione o stitichezza negli stadi avanzati della malattia, ma quali fattori influiscono negativamente nel Morbo di Parkinson?

Questo è esattamente ciò che l'Università di Cambridge ha cercato di indagare insieme all'Università di Newcastle (Inghilterra) e all'Università di Griffith (Australia) [34].

Lo studio ha incluso 226 pazienti che avevano recentemente ricevuto una diagnosi di Morbo di Parkinson, oltre a 99 senza detta malattia che hanno agito come gruppo di controllo.

A tutti è stata somministrata una scala standardizzata per valutare le capacità cognitive attraverso il Mini-Mental State Examination [12] e il Montreal Cognitive Assessment [35]; la qualità della vita del partecipante attraverso il Parkinson's Disease Questionnaire-39 [36]; Per determinare la presenza di sintomi depressivi, è stato utilizzato il Geriatric Depression Score-15 ed [37] è stata condotta anche un'analisi esplorativa dei sintomi clinici e [38] neuropsichiatrici attraverso la ricerca sui farmaci cognitivi e la Test Automated Battery del test neuropsicologico di Cambridge [39].

I risultati mostrano che c'è una perdita significativa nei diversi indici valutati quando si confrontano i pazienti con Morbo di Parkinson nelle sue fasi iniziali rispetto al gruppo di controllo, dimostrando che il paziente deve anche affrontare una serie di battute d'arresto che si aggiungono a quelle proprie del Parkinson.

Allo stesso modo, i dati indicano che i pazienti con Morbo di Parkinson ottengono risultati significativamente peggiori in termini di qualità della vita, mostrando una maggiore incidenza di disturbi depressivi maggiori.

Sebbene fino ad ora gli effetti del Parkinson siano stati discussi attraverso tremori e difficoltà nel camminare o nel parlare, va notato che questi sintomi si manifestano solitamente nelle prime fasi della malattia, che man mano che progredisce il paziente diventa sempre più dipendente, richiedendo cure più specialistiche.

Il Morbo di Parkinson quando è in una fase avanzata è rapidamente riconoscibile dai caratteristici tremori, anche se va ricordato che non tutti i tremori che una persona può manifestare indicheranno che ha il Parkinson.

Ma non è l'unico sintomo che si avverte durante la malattia, poiché sarà anche accompagnato da disturbi del sonno, perdita di capacità olfattiva, difficoltà a camminare o muoversi, cambiamento di abitudini come parlare o scrivere, o rigidità nell'espressione delle emozioni.

Questi sintomi diventeranno sempre più facilmente rilevabili con il progredire della malattia e quelli che già esistono si aggravano, il che avrà un effetto diretto sulla qualità della vita del paziente, poiché sarà sempre più dipendente e richiederà cure quasi costanti.

Ci sono molti cambiamenti osservabili, anche se ce ne sono altri di portata psicologica non così evidenti, come la presenza di cambiamenti di umore, con predominanza di depressione, e quella che viene chiamata demenza di Parkinson può manifestarsi anche negli stadi più avanzati, dove si verificheranno una serie di amnesie, oltre a influenzare il ragionamento, il linguaggio e il modo di comportarsi socialmente, disturbi che non faranno altro che aggravare la qualità della vita del paziente.

L'ICD-10 da sottolinea come [3] la diagnosi del Morbo di Parkinson possa essere complicata dalla comparsa della Demenza, definendola Demenza nel Morbo di Parkinson, per la quale vanno escluse alterazioni cognitive riconducibili al trattamento farmacologico antiparkinsoniano.

Come si vede, il progresso delle conoscenze scientifiche è essenziale poiché consente una migliore risposta al paziente in termini di diagnosi precoce e ricerca di un trattamento migliore, ma fino a che punto è arrivata la ricerca sul Morbo di Parkinson?

È ciò che stanno cercando di scoprire l'Università Federale di Rio de Janeiro e l'Istituto Nazionale di Proprietà Industriale (Brasile) [40].

Si tratta di uno studio di revisione bibliografica, che analizza l'origine della ricerca sul Morbo di Parkinson nel mondo, in particolare sugli studi effettuati con farmaci, alla ricerca di una cura per la malattia.

L'analisi è stata condotta con le pubblicazioni tra il 1995 e il 2012, separando i risultati in base alla prima istituzione e al paese di provenienza del primo autore che firma l'articolo, considerato il responsabile o coordinatore del progetto di ricerca.

Gli autori notano un crescente interesse da parte dei gruppi di ricerca in questo argomento, come riflesso nell'evoluzione delle pubblicazioni in questo senso, da 20 all'anno nel 1995 a 120 negli ultimi anni di studio.

I risultati implicano che gli Stati Uniti (1°) sono il Paese dove più si investe nella ricerca per il trattamento del Morbo di Parkinson, seguiti molto indietro da Inghilterra (2°) e Giappone (3°). Tra i Paesi europei, Italia (4°), Germania (5°), Spagna (7°), Francia (8° posto). Nel caso dell'America Latina bisogna aspettare fino al quattordicesimo posto, nel caso del Brasile.

Essendo le prime tre istituzioni più coinvolte in questa ricerca in questo ordine, l'Università di Harvard, l'Università di Los Angeles e l'Università di Yale (U.S.A.)

Uno dei limiti dello studio è che l'analisi si concentra solo sulle pubblicazioni svolte sulla ricerca della cura del

Morbo di Parkinson basata sulla farmacologia, tralasciando altri contributi scientifici relativi ai trattamenti neuropsicologici, che hanno fornito risultati così buoni fino ad oggi e che sono considerati importanti o più importanti quando si affronta questa malattia.

Allo stesso modo, lascia fuori dall'analisi tutti gli studi relativi alla scoperta dell'origine della malattia e della sua evoluzione, nonché quelli relativi alla sofferenza psicologica di pazienti e parenti, aspetto fondamentale, se si tiene conto che si tratta di una malattia di cui attualmente non esiste una cura, sebbene ci sia un trattamento.

L'aver selezionato il Paese di origine del primo autore come indice per sapere chi investe di più nella ricerca per la cura del Morbo di Parkinson, rende impossibile conoscere con certezza il coinvolgimento dei Paesi nella realtà, poiché attualmente, gran parte di questi studi di solito vengono svolti con la collaborazione di diverse istituzioni in tutto il mondo, quindi se ne tenessero conto, è prevedibile che questa classifica dei Paesi cambierebbe sostanzialmente.

Si segnala infine che l'articolo sottolinea l'importanza dell'investimento nella ricerca, come modo per offrire un'alternativa ai pazienti colpiti dal Parkinson, fondamentale sia per la lotta alla progressione della malattia, sia per offrire loro un'adeguata qualità della vita il più a lungo possibile, cercando di preservare più a lungo la propria autonomia personale.

"Attualmente gli studi sulle cellule staminali sono in fase di test. La sperimentazione viene svolta principalmente in centri di ricerca con i topi e sebbene sia vero che alcuni risultati speranzosi sono stati raggiunti, per il momento tutto sembra indicare che dovremo continuare ad aspettare risultati davvero importanti applicati all'uomo.

L'ultima ricerca condotta in Giappone è stata piuttosto controversa, tanto che non è stato realmente possibile conoscere l'attendibilità dei risultati ottenuti.

Bisogna continuare a scommettere sulla ricerca perché solo attraverso di essa sarà possibile trovare terapie migliorate e scoprire le chiavi per la comparsa di questa patologia." Marian Carvajal Paje, F.E.P.

Un esempio di ricerca sul Morbo di Parkinson si può trovare nel gruppo di ricerca "Bioinformatics and High Performance Computing (Bioinformatica e calcolo ad alte prestazioni)" il cui principale ricercatore, il dottor Horacio Pérez-Sánchez risponde ad alcune domande sul lavoro che svolgono.

«Cos'è il gruppo BIO-HPC e come è nato?»

«È un gruppo di ricerca multidisciplinare (chimica, matematica, fisica, informatica, biologia) formatosi in maggio 2013 all'UCAM.»

«Quali sono le principali linee di ricerca del gruppo BIO-H.P.C?»

«Chimica computazionale

- Calcolo ad alte prestazioni

- Applicazione di tecniche bioinformatiche a problemi di rilevanza biomedica.»

«Che ricerche si stanno realizzando sul Morbo di Parkinson nel gruppo BIO-H.P.C.?»

«In collaborazione con una Università dell'Iran (Iran), si è visto come la cuminaldeide potrebbe bloccare parte dell'avanzata del Parkinson. Inoltre, stiamo collaborando con l'Università di Monaco (Germania) in un altro progetto relativo al Morbo di Parkinson, sul quale non possiamo rivelare ulteriori informazioni, per motivi di riservatezza.»

«Questo nuovo farmaco per il Morbo di Parkinson ha lo scopo di combattere i sintomi o la progressione della malattia?»

«Nel nostro caso non si può parlare di un farmaco, ma piuttosto di un composto che si dimostra attivo contro la progressione della malattia. Stiamo conducendo ulteriori

studi sulla stessa linea e speriamo che i nostri contributi servano la comunità scientifica in modo che un giorno si ottenga un farmaco che bloccherà lo sviluppo del Parkinson in modo efficiente.»

«Quando inizieranno le sperimentazioni cliniche di questo farmaco contro il Morbo di Parkinson?»

«Ci dedichiamo allo sviluppo di composti nelle fasi precliniche, ma speriamo che altri ricercatori si baseranno sui nostri risultati per portarli alla fase clinica.»

"Al momento non esiste alcun tipo di farmaco, terapia o intervento che sia stato in grado di invertire i sintomi che compaiono nella malattia o curarla completamente.

Per questo motivo attualmente la ricerca continua a concentrarsi sulla prevenzione della malattia e la scoperta di nuove cure sempre più efficaci e con minori effetti collaterali, in grado di fornire una migliore qualità di vita alle persone colpite e alle loro famiglie." Marian Carvajal Paje, F.E.P.

Nonostante quanto sopra, gli autori di uno studio condotto dall'Università di Leicester (Inghilterra) affermano [41] di aver compiuto un passo decisivo contro le malattie neurodegenerative come l'Alzheimer o il Parkinson.

Il team di ricerca ha scoperto molto tempo fa che le cellule neuronali morivano precipitosamente quando una certa proteina si accumulava, da lì hanno progettato un nuovo "farmaco" che blocca detta proteina, fornendo una maggiore vita ai neuroni.

Nonostante la ricerca che è ancora in fase sperimentale con animali, abbia mostrato risultati positivi a livello neuronale, sebbene con alcuni effetti collaterali danneggiando il pancreas, a causa della tossicità del farmaco.

Tutto questo apre una porta alla speranza di fronte a patologie per le quali fino ad ora le opzioni a livello farmacologico erano limitate, essendo comunque necessaria la rieducazione funzionale delle capacità "perse" da parte dei pazienti, affinché si possano compensare con nuove strategie le abilità colpite.

Nonostante sia un progresso incipiente, che deve ancora attendere una lunga strada di sperimentazione prima di diventare un farmaco disponibile per i pazienti affetti da Morbo di Parkinson.

Diagnosi del Morbo di Parkinson

Una delle maggiori preoccupazioni degli operatori sanitari è sapere come progredirà il Parkinson, che, trattandosi di una malattia neurodegenerativa, sarà aggravato dal semplice passare del tempo. A tal proposito sono state elaborate diverse scale metriche per sapere in quale fase si trovano i pazienti.

Sebbene nel Parkinson ci siano sintomi evidenti come i tremori, questi dovrebbero essere valutati per sapere in quale fase della malattia si trovano i pazienti.

In effetti, alcuni professionisti a volte mettono in dubbio la necessità di valutare gli aspetti emotivi o la percezione dell'autonomia, ma le valutazioni del Morbo di Parkinson sono affidabili?

È proprio quello che si è cercato di scoprire con uno studio condotto congiuntamente da vari centri di ricerca in Argentina, Colombia, Cile, Cuba, Ecuador, Spagna, Inghilterra e Messico, i cui risultati sono stati pubblicati sulla rivista scientifica Parkinson's Disease [42].

Lo studio ha incluso 384 adulti di età compresa tra i 22 ei 91 anni, con diagnosi di Morbo di Parkinson e senza altre psicopatologie associate, di cui il 44,5% erano donne.

Tutti hanno superato quattro test di Hoehn e Yahr Scale [10]; Clinical Impression of Severity Index for

Parkinson's Disease [43]; Clinical Global Impression-Severity [44]; Patient Global Impression-Severity[45]; Schwab and England Scale [46] ed il Barthel Index [47] per valutare il livello di indipendenza personale; Hospital Anxiety and Depression Scale [48] per valutare lo stato emotivo predominante nel paziente; E.Q-5D.-3L [49] per valutare il livello globale di salute clinica ed economica; e il Parkinson's Disease [36] Questionnaire-39 sulla presenza dei sintomi del Morbo di Parkinson.

I risultati riportano 0,60 relazioni tra i risultati dei test della scala di Hoehn e Yahr e il Patient Global Impression-Severity; e di 0,91 tra Clinical Global Impression-Severity, il Patient Global Impression-Severity e il Clinical Impression of Severity Index for Parkinson's Disease che sono correlati alla presenza di sintomi depressivi e ansiosi.

Nonostante i dati, ciò non consente di scegliere uno solo dei test precedenti poiché valutano diversi aspetti dell'evoluzione e della gravità del Morbo di Parkinson.

Pertanto, i risultati mostrano come le attuali procedure standardizzate siano corrette e la valutazione dei sintomi deve essere accompagnata dalla valutazione delle esperienze emotive e dell'indipendenza percepita dal paziente.

Tra le varie scale e test disponibili precedentemente citati, la più utilizzata è solitamente la Scala di Hoehn e la Scala Yahr [10], mediante la quale i pazienti possono essere classificati in cinque fasi in base ai loro sintomi, ciascuna più grave della precedente, in modo che nella prima fase si mostrano sintomi lievi come tremore a un'estremità o cambiamenti posturali o dell'andatura; mentre nella quinta ed ultima fase, il paziente soffre con la massima gravità i sintomi del Morbo di Parkinson, come la totale invalidità, senza poter stare in piedi o camminare, con totale dipendenza in tutto da un'altra persona.

"Il Morbo di Parkinson è una malattia cronica, non mortale ma progressiva, cioè i sintomi peggiorano con l'evoluzione della malattia e il suo decorso è solitamente graduale, interessando tipicamente solo un lato del corpo all'inizio della patologia e potendo estendersi da entrambi i lati, causando nella maggior parte dei casi difficoltà nelle attività quotidiane della persona e richiedendo l'aiuto di un familiare o di una persona addetta all'assistenza." Marian Carvajal Paje, F.E.P.

Pertanto, utilizzando la scala di Hoehn e Yahr [10] , la gravità della presenza dei sintomi nel Morbo di Parkinson può essere classificata in:

Fase 0, dove non è evidente che ci siano sintomi visibili della patologia.

Fase 1 con tremore distale (in alcune estremità), associato ad un solo lato.

Fase 2, il tremore associato si verifica su entrambi i lati, che di solito è "compensato" dal paziente con cambiamenti posturali e dell'andatura.

Fase 3 in cui si verificherà un rallentamento psicomotorio, in cui l'andatura inizia ad essere ostacolata da problemi di equilibrio.

Fase 4 con difficoltà a stare in piedi senza assistenza e rigidità muscolare.

Infine, nella Fase 5, che è la più grave, le condizioni del paziente sono tali che non riesce a stare in piedi in autonomia.

Tenendo presente che il passaggio da una fase all'altra non consiste solo in un aggravamento dei sintomi, ma anche in presenza di nuovi che non si erano precedentemente manifestati, portando alla perdita di indipendenza e al deterioramento qualità della vita.

"Dal momento in cui si manifestano i primi sintomi fino alla diagnosi del Parkinson, questi sintomi tendono a peggiorare, poiché l'evoluzione della malattia stessa continua il suo corso e in alcuni casi questa progressione significa un rapido peggioramento delle funzioni complessive della persona.

Con la scala H.&Y. si valuta la sintomatologia in cui si descrive l'evoluzione della malattia in cinque stadi, in base alla gravità dei sintomi, al deterioramento generale del paziente e al grado di autonomia conservato, con la progressione da maggiore autonomia e meno patologia, a maggiore deterioramento generale e minore autonomia, con la necessità di cure quotidiane da parte di altre persone." Marian Carvajal Paje, F.E.P.

Ma mentre è importante sapere in quale fase si trova il paziente, è anche importante scoprire quanto velocemente si verificherà questo deterioramento, aspetto analizzato da un gruppo di ricercatori dell'Università di Sydney insieme all'Università del New South Wales (Australia) [50].

Lo studio ha incluso 209 pazienti con un'età media di 66 anni, con diagnosi di Morbo di Parkinson secondo i criteri della United Kingdom Parkinson's Disease Society Brain Bank, classificati tra le fasi da 1 a 3 secondo la scala di Hoehn e [10]la scala di Yahr, cioè, tra le fasi lievi e moderate della malattia.

Allo stesso modo, un neurologo li ha valutati utilizzando la MDS Task Force Unified Parkinson's Disease Rating Scale standardizzata [51], oltre a intervistarli uno per uno per scoprire che tipo di trattamento stavano ricevendo in quel momento.

Tutti dovevano passare attraverso test per valutare l'abilità cognitiva, per esempio il National Adult Reading Test è stato utilizzato per valutare l'abilità di lettura; il Mini-Mental State Examination [12] per valutare l'intelligenza; Trail Making Test A e B per valutare l'attenzione, l'elaborazione visivo-motoria e la direzione centrale; il subtest Digit Span della Wechsler Adult Intelligence Scale-III per valutare la memoria di lavoro; il Logical Memory I e II per valutare la memoria in generale; il Controlled Oral Word Association Test Phonemic Fluency per valutare la funzione esecutiva e il Controlled Oral Word Association Test Semantic Fluency per valutare il linguaggio.

È stato inoltre somministrato un questionario di autovalutazione sulla qualità della vita percepita attraverso il Parkinson's Disease Questionnaire-39; [36] la qualità del sonno attraverso la scala Scales for

Outcomes in PD-Sleep e la qualità della deambulazione mediante il questionario Freezing of Gait Questionnaire.

I risultati mostrano che sulla base della sintomatologia valutata attraverso test standardizzati e confrontandola con i risultati della scala Hoehn e della scala Yahr, [10] è possibile stabilire nuove classificazioni dei pazienti in base al progresso che avrà il Morbo di Parkinson, stabilendo così quattro gruppi:

- La malattia appare precocemente, e ha colpito il 45% dei pazienti.

- I sintomi sono dominati dai tremori, che hanno colpito il 12% dei pazienti.

- La sintomatologia non è dominata dai tremori, che hanno colpito il 23% dei pazienti.

- La malattia progredisce rapidamente, interessando il 21% dei pazienti.

Sebbene i risultati sembrino chiari a causa dell'elevato numero di partecipanti e dei test utilizzati, non è ancora possibile trarre conclusioni sull'evoluzione del Morbo di Parkinson sulla base della misurazione in un solo momento.

Solo nel caso in cui questo studio venga ripetuto con gli stessi partecipanti dopo 3 o 5 anni, si può verificare se l'anticipo previsto si verifica effettivamente.

Se alla fine questa nuova classificazione sarà corroborata da nuovi risultati, si aprirà un nuovo modo di lavorare con i pazienti, sapendo quali tra loro richiederanno maggiore attenzione, poiché il progredire della malattia sarà più rapido.

Qualcosa che aiuterà molto anche i familiari, per sapere cosa sta succedendo al paziente, in modo che possano adattarsi alla velocità dei cambiamenti secondo questa nuova classificazione.

Va tenuto presente che una delle maggiori difficoltà nella diagnosi del Morbo di Parkinson è distinguerlo da altre patologie che mostrano sintomi positivi simili.

Dal momento che non solo si potrà avere una diagnosi diversa, ma anche il trattamento che il paziente deve seguire può essere totalmente diverso e controindicato per altre patologie.

Dunque, sia la sintomatologia attiva, cioè quella che si può vedere e misurare con una capacità, sia quella che non è presente ma che, se dovesse verificarsi, sarebbe abbastanza indicativa per una prima approssimazione, ma in alcuni casi non è così determinante come richiesto.

Anche altri disturbi neurodegenerativi, o di altro tipo come quelli prodotti da ictus, o dall'intossicazione di alcune sostanze, provocano tremori agli arti o difficoltà a camminare.

Ecco perché sono necessarie nuove tecniche per facilitare la diagnosi e quindi essere in grado di stabilire un trattamento appropriato per ogni caso, ma il Morbo di Parkinson può essere diagnosticato sulla base della pelle?

Questo è precisamente quanto hanno cercato di scoprire congiuntamente la Hirosaki University School of Medicine, insieme all'Ospedale Ohta Nishinouchi e all'Ospedale Centrale della Prefettura di Aomori (Giappone) [52].

A questo studio hanno partecipato 51 pazienti con età media prossima ai 65 anni, di cui 26 con diagnosi di Morbo di Parkinson, mentre altri 13 soffrivano di atrofie muscolari non dovute al Morbo di Parkinson, abbinati in base alle loro caratteristiche sociodemografiche.

Nonostante avessero una diagnosi tempestiva, i pazienti con Morbo di Parkinson sono stati rivalutati con il test UPDRS standardizzato per verificare [53] le loro capacità motorie.

Un campione di pelle è stato prelevato da tutti i partecipanti per cercare di vedere se è possibile determinare a quale gruppo appartenesse ognuno semplicemente osservando detto campione.

Ci sono due tecniche utilizzate per determinare se esistono prove riguardanti la pelle per la diagnosi differenziale del Morbo di Parkinson.

La doppia immunofluorescenza, un metodo che rivela depositi anormali di alfa-sinucleina nelle fibre nervose dei pazienti, non ha consentito di effettuare correttamente la distinzione. Questa proteina sinaptica si trova nella demenza da corpi di Lewy e nel Morbo di Parkinson.

Al contrario, l'analisi microscopica intraepidermica per la densità delle fibre nervose ha mostrato risultati significativamente diversi tra i pazienti colpiti dal Parkinson e il gruppo di controllo che ha mostrato sintomi motori non associati alla malattia.

Pertanto, gli autori scartano la prima tecnica come valida per la diagnosi differenziale, raccomandando la seconda per svolgere questo importante compito. Sebbene i risultati siano chiari in termini di obiettivo di differenziare tra diverse patologie, l'uso esclusivo di un gruppo di controllo con sintomi sparsi impedisce un'analisi più precisa di ciascuna delle altre patologie che possono portare a sintomi motori.

Allo stesso modo, va notato che questo è uno studio con un numero di popolazione abbastanza limitato, quindi dovrà essere condotta una nuova ricerca in cui è incluso un numero maggiore di pazienti per poter accettare queste conclusioni come valide.

Si segnala infine che la sofferenza dei pazienti che hanno fatto parte del gruppo con Morbo di Parkinson ha raggiunto una media di quasi 6 anni con questa malattia, mentre quelli del gruppo di controllo, con sintomi simili, ne soffrivano solo da 3 anni.

Un aspetto che può giocare contro i risultati mostrati poiché la diagnosi può essere basata non tanto su elementi differenziali, quanto sul tempo in cui la malattia sta intaccando la salute, è il motivo per cui in nuovi studi si raccomanda che vengano utilizzati gruppi di controlli più precisi e omogenei.

Nonostante tutto, è indubbiamente un grande progresso che, con una semplice analisi cutanea, una biopsia, si possa pensare di stabilire una diagnosi differenziale.

Il tutto, ovviamente, integrato con i risultati dei test neuropsicologici a cui il paziente deve sottoporsi prima di ottenere la diagnosi di Morbo di Parkinson.

Intervista sulla Federazione Spagnola di Parkinson

Di seguito, trascrivo l'intervista con Dª. María Caridad Marín Valero, psicologa e responsabile della Formazione, che ci parla della Federazione Spagnola di Parkinson e del lavoro che svolgono in essa.

«Cos'è la Federazione Spagnola di Parkinson e qual è il suo obiettivo?»

«La FEP (Federazione Spagnola di Parkinson) è un'organizzazione senza scopo di lucro dichiarata di pubblica utilità che rappresenta le oltre 150.000 famiglie che convivono con il Parkinson in Spagna e garantisce che i loro diritti non vengano violati.

Obiettivo fondamentale e base della nostra filosofia di lavoro è il miglioramento della qualità della vita delle persone affette dal Parkinson e l'impegno nella ricerca in questa patologia.»

«Come è nata la Federazione Spagnola di Parkinson e qual è il lavoro che svolge?»

«La F.E.P è nata su iniziativa di cinque organizzazioni che si occupano del Morbo Parkinson: Associazione Parkinson Madrid, Associazione Parkinson Granada, Associazione Parkinson Valencia, Associazione

Catalana per il Parkinson e Associazione Parkinson Galicia, che nel 1996 hanno costituito la Federazione Spagnola di Parkinson per rappresentare le persone con Morbo di Parkinson in Spagna e garantire che i diritti di questi malati non vengano violati.

Oggi, quarantacinque associazioni regionali compongono la F.E.P.

L'obiettivo principale della F.E.P e la base della nostra filosofia di lavoro è migliorare la qualità della vita delle persone ammalate e delle loro famiglie.

Per raggiungere questo obiettivo, lavoriamo su diversi progetti che coprono tutti le problematiche e siamo fortemente impegnati nella ricerca sul Morbo di Parkinson.

Le nostre aree di lavoro sono le seguenti: assistenza alle persone con Morbo di Parkinson e supporto per gli operatori all'assistenza; fornire informazioni affidabili e di qualità e facilitare l'accesso alla formazione specializzata (rivolta alle persone con il Parkinson, agli operatori sanitari e agli operatori sanitari); sensibilizzazione; e promozione della ricerca nella nostra patologia.

Svolgiamo anche un importante lavoro di relazioni istituzionali, rappresentando il gruppo davanti alle istituzioni pubbliche e private e tutelando che i diritti delle persone affette dal Parkinson e delle loro famiglie non vengano violati.

Inoltre, supportiamo e consigliamo le associazioni regionali del Parkinson e promuoviamo la pubblicazione di pubblicazioni sul Parkinson rivolte sia agli operatori sanitari che alle persone colpite e alle loro famiglie.»

«A chi è dedicato il lavoro della Federazione Spagnola Parkinson?»

«Alle persone malate di Parkinson, al personale addetto alla loro assistenza, ai familiari ed alle associazioni regionali.»

«La Federazione Spagnola Parkinson offre corsi di formazione?»

«Sì, alla fine del 2012 abbiamo iniziato a sviluppare l'area Formazione dell'ente con il lancio del Corso Online di Assistenza Completa a Malati di Parkinson rivolto agli operatori sociali e sanitari.

Ci siamo resi conto che c'era una grande carenza di offerta formativa in questo campo e abbiamo iniziato questo corso per facilitare l'accesso a informazioni di qualità e formazione specifica sul Morbo di Parkinson.

Le ultime edizioni di questo corso hanno ottenuto 10,1 crediti concessi dalla Commissione per la Formazione

Continua delle Professioni Sanitarie ed i contenuti sono stati approvati dalla Società Spagnola di Geriatria e Gerontologia.

Si rivolge a studenti laureati in Psicologia Clinica, Infermieristica, Fisioterapia, Logopedia, Terapia occupazionale; e formazione professionale di tecnici in assistenza ausiliaria di Infermieristica e Geriatria.

Ad oggi abbiamo lanciato quattro edizioni di questo corso in cui abbiamo formato più di cento professionisti in ambito sociosanitario.

Dopo il lancio delle prime edizioni del corso per professionisti, abbiamo iniziato a ricevere molte richieste da persone con Morbo di Parkinson e operatori all'assistenza per poterle svolgere; ecco perché abbiamo creato per loro un corso specifico la cui prima edizione è iniziata a gennaio.»

«Tiene incontri nazionali o provinciali durante l'anno?»

«A livello provinciale e regionale operiamo attraverso associazioni federate poiché molte di esse organizzano incontri regionali con enti del proprio territorio.

A livello nazionale, organizziamo gruppi di lavoro tra professionisti di associazioni per determinati progetti.

Per quanto riguarda gli incontri tra persone con Morbo di Parkinson e operatori addetti all'assistenza li promuoviamo attraverso iniziative come Adapted Holidays, un progetto che abbiamo avviato lo scorso anno e che facilita l'accesso a residenze adattate per i malati di Parkinson ed i loro assistenti durante i periodi di vacanza.

Quest'anno organizzeremo due incontri a Santander in luglio e settembre.»

«La Federazione Spagnola Parkinson ha degli psicologi? E se sì, qual è la loro funzione?»

«Sì, nella Federazione lavorano due psicologhe specializzate in Parkinson: la mia collega Maycu Marín, che coordina l'area Formazione (sia interna che esterna) della Federazione; ed io che sono nel settore dell'Assistenza Sociale e Sanitaria, in particolare nel Programma Contigo.

Due anni fa la Federazione ha lanciato questo programma che copre due aree: da un lato, l'attenzione e la risoluzione dei dubbi sul Parkinson attraverso le nuove tecnologie e il numero telefonico 902 113 942; e, dall'altro, formazione per le persone colpite, i familiari e gli operatori sanitari negli ospedali e attraverso seminari tenuti nelle associazioni.

Il mio lavoro è all'interno di questo programma, dove risolvo i dubbi sul Parkinson per i malati, così come per gli addetti all'assistenza, gli studenti o anche i professionisti; offro consulenza psicologica alle persone che ne fanno richiesta; e supporto tempestivo ai dipartimenti di formazione e comunicazione.»

Capitolo 2 Contestualizzare la Pandemia

Prima di approfondire l'impatto del COVID-19 sui pazienti con Morbo di Parkinson, questo lavoro deve essere contestualizzato nel quadro di una pandemia che colpisce a livello globale e senza precedenti nella storia moderna, che ha messo in scacco ciascuno dei sistemi sanitari in quanto ha colpito l'intera popolazione.

Nonostante le sue conseguenze in Cina, dove è iniziato, a volte, è stato solo quando si sono registrati i primi casi nel territorio stesso che i governi hanno iniziato a prendere misure in tal senso.

Una cronologia che è appena iniziata ad inizio anno e che sta interessando sempre più Paesi, importando i primi casi, di cittadini delle zone colpite, che hanno inconsapevolmente diffuso il virus nel mondo.

Una situazione in cui i governi hanno adottato misure diverse, ma che nella maggior parte dei casi ha comportato il confinamento di gran parte della popolazione per ridurre la possibilità di diffusione del virus, rimanendo così confinata nelle proprie case a volte per mesi.

La denominazione COVID-19

Uno dei problemi degli psicologi sociali è ottenere la fedeltà dei clienti nei confronti di un marchio, essendo questo ciò che utilizziamo per identificare una determinata persona, prodotto o azienda.

Normalmente quando pensiamo a un'azienda come Coca-Cola, McDonald o Ikea, di solito lo facciamo in relazione ai prodotti che vendono. Se guardiamo altri marchi come UPS, Iberia o Microsoft, ci riferiamo ai servizi che offrono.

Qualcosa che influenzerà in modo decisivo l'acquisto del prodotto o servizio in questione, non solo sulla base dei nostri criteri, ma anche dell'influenza dell'opinione degli altri e dei media attraverso la pubblicità.

Allo stesso modo, quando pensiamo a Stephen Hawking, Barack Obama o Rafael Nadal non ci riferiamo più a prodotti o servizi, bensì al loro Personal Branding o marchio personale che hanno sviluppato grazie alla loro carriera scientifica, politica o sportiva, cioè associamo gli aspetti emotivi al marchio, che può essere collegato a una persona, un'azienda e persino una località.

Dunque, la stessa cosa accade quando si deve dare un nome alle "sventure", come accade quando si tratta di designare i cicloni tropicali che ogni anno colpiscono gran parte dei Caraibi e del Nord America.

Come riportato dall'Organizzazione Meteorologica Mondiale [54], questi nomi seguono elenchi prestabiliti che ruotano, lasciando nella memoria di molti gli effetti dell'uragano Katrina nel 2005 o di Ike nel 2008.

Quindi, in linea di principio, questi nomi non hanno alcuna relazione con la data in cui si verifica il fenomeno, la sua violenza o le aree più colpite. Tra questi ci sono nomi inglesi o spagnoli (ad esempio, Barry o Gonzalo), maschili o femminili (ad esempio, Lorenzo o Laura). Ma il nome dei cicloni tropicali ha qualche impatto sulla popolazione?

Questo è ciò che si è tentato di verificare con un'indagine condotta dal Dipartimento di Amministrazione e Società; in collaborazione con il Dipartimento di Psicologia, il Communications Research Institute e la University of Illinois Research Survey of Women and Gender Research Laboratory; insieme al Dipartimento di Statistica dell'Arizona State University (USA) [55].

Lo studio ha analizzato le conseguenze climatiche degli uragani negli Stati Uniti negli ultimi sei decenni, differenziandoli secondo i nomi maschili e femminili, scoprendo innanzitutto che quelli che avevano nomi femminili erano stati quelli che avevano provocato maggiori effetti distruttivi e morti tra la popolazione.

Bisogna ricordare che l'elenco dei nomi è prefissato e che la loro assegnazione è consecutiva, quindi a priori non esiste alcuna relazione tra il genere del nome e la violenza del fenomeno. La cosa più sorprendente dello studio è che è stato sottoposto un elenco di nomi di uragani, 5 maschili e 5 femminili, a 364 partecipanti, perché valutassero usando una scala di tipo Likert da 1 a 7 in che misura consideravano violenti tutti gli uragani nell'elenco.

I risultati mostrano che gli uragani di nome maschile tendevano a essere classificati come più distruttivi rispetto agli uragani di nome femminile, indipendentemente dal sesso dei partecipanti.

Questo ci ha permesso di capire perché a volte, di fronte agli avvertimenti delle autorità, si presta più o meno attenzione alla prevenzione, ad esempio semplicemente perché il nome assegnato è maschile o femminile. D'altra parte, i nomi delle malattie in ambito sanitario di solito sono indicati con acronimi correlati ad alcune caratteristiche identificative del luogo, dei sintomi o delle conseguenze.

Così all'interno della famiglia dei coronavirus ci sono stati in precedenza vari focolai, come il SARS-CoV che è sorto in Cina nel 2002, le cui iniziali corrispondono al Coronavirus della sindrome respiratoria acuta severa e che si riferisce ai suoi sintomi; il MERS-CoV emerso in Arabia Saudita nel 2012 e le cui iniziali in inglese si riferiscono alla sindrome respiratoria mediorientale, in cui si fa riferimento ai sintomi e alla posizione; e il COVID-19 è emerso nel 2019 in Cina, i cui acronimi in inglese si riferiscono alla malattia di Coronavirus del 2019, senza fornire alcuna indicazione dei sintomi o della località in cui si è manifestato.

Bisogna tenere presente che il termine COVID-19 non è stato il primo ad essere utilizzato per questa malattia, ma è stato un cambiamento introdotto quasi due mesi dopo il primo caso segnalato all'OMS, che ha portato alcuni ad affermare che le motivazioni per modificarlo incorporando un nome "ufficiale" avrebbero potuto essere realizzate per evitare le conseguenze economiche negative dell'associazione di un tipo di malattia a una regione o una popolazione.

In questo modo, l'intenzione sarebbe quella di eliminare le denominazioni "virus cinese" o "virus Wuhan", termini che puntano direttamente al focolaio d'origine dell'infezione.

Una deferenza verso la Cina che denunciano alcuni operatori sanitari, per non aver avuto la stessa considerazione con altre popolazioni come nel caso del Coronavirus della Sindrome Respiratoria Mediorientale.

Nonostante sia stata data una denominazione ufficiale di COVID-19, la popolazione ha continuato a utilizzare i nomi di Virus e soprattutto Coronavirus per informarsi riguardo i sintomi, le misure di prevenzione o l'estensione della malattia, sebbene sia ancora presto per capire il motivo per cui il nome ufficiale ha "fallito".

Bisogna tener conto che per creare un nuovo brand e fare aderire ad esso le persone è necessario affrontare una serie di variabili, come è stato analizzato dall'Università di Taylor (Malesia) [56] con un'indagine dove si è cercato di scoprire le motivazioni del successo di alcuni brand rispetto agli altri, per questo, è stata selezionata una lista di cinquanta prodotti di uso quotidiano tra i più venduti, tra le due principali società di marketing, per verificare gli effetti del brand.

Dopo aver analizzato i messaggi, gli opuscoli e la pubblicità che vengono diffusi su questi due marchi dai media e dalle reti, è stato riscontrato attraverso l'applicazione dell'analisi testuale e del metodo interpretativo, che questi marchi si basavano su due pilastri per mantenere la fedeltà dei loro clienti.

Il primo è la capacità di generare emozioni positive; e il secondo era quello dell'estetica dell'onestà, cioè sembra che il prodotto serva effettivamente a ciò che promette, mantenendo gli standard di qualità pubblicizzati.

Per quanto riguarda la credibilità dell'O.M.S, va notato che secondo il sondaggio condotto da WIN / Gallup International [57], questa organizzazione insieme all'UNICEF sono le agenzie internazionali più apprezzate al mondo, dimostrando che il 72% degli intervistati aveva una buona opinione di queste organizzazioni.

Pertanto, ci si aspetterebbe che i cittadini adottassero gradualmente questa ultima denominazione, tenendo conto del lasso di tempo intercorso tra l'annuncio del suo nome ufficiale fatto l'11 febbraio 2020, mentre la preoccupazione mondiale era iniziata quasi un mese prima, il 20 gennaio 2020, a sua volta, quasi un mese dopo la segnalazione del primo caso il 31 dicembre 2019.

Sintomatologia del COVID-19

Nonostante si tratti di un nuovo virus, si sa già molto del COVID-19, a cominciare dalla famiglia a cui appartiene e dalle caratteristiche di questo Coronavirus.

Informazioni che sono state scoperte grazie al coinvolgimento di numerosi laboratori di ricerca e università in tutto il mondo, e oltre ad avere per la prima volta la sequenza genetica del virus liberamente ceduta dalla Cina come mezzo per stimolare la ricerca di una cura.

Questi due fattori hanno permesso che attualmente siano in corso diversi processi in tutto il mondo per cercare di sapere come contrastarne l'avanzata e soprattutto per ridurre il tasso di mortalità.

La stessa O.M.S offre risposte su cos'è COVID-19, quali sono i suoi sintomi, come si diffonde o qual è il recupero e il tasso di mortalità tra le persone infette [58].

Ma nonostante questo, vari aspetti sono ancora oggi allo studio per i quali non c'è ancora risposta, soprattutto in relazione ad una cura efficace sia preventiva che per ridurre le conseguenze della malattia.

Sui sintomi associati al COVID-19 e poiché le informazioni cambiano a seconda del fatto che si sa di più su questa malattia, ciò che la stessa O.M.S dichiara sarà esposto nella sezione di "Domande e risposte sulla malattia da coronavirus (COVID-19)" a partire dal 18 maggio 2020:

"I sintomi più comuni del COVID-19 sono febbre, tosse secca e stanchezza.

Altri sintomi meno comuni che colpiscono alcuni pazienti includono dolori muscolari, congestione nasale, mal di testa, congiuntivite, mal di gola, diarrea, perdita del gusto o dell'olfatto ed eruzioni cutanee o cambiamenti di colore sulle dita delle mani o dei piedi." [58]

Allo stesso modo, e in relazione alla richiesta cure mediche a causa dei sintomi associati al COVID-19, che non erano stati segnalati nei primi casi rilevati, si indica:

"Le persone di qualsiasi età che hanno la febbre o la tosse e respirano affannosamente, hanno dolore o senso di oppressione al petto, o hanno difficoltà a parlare o muoversi dovrebbero consultare immediatamente un medico."[58]

Un articolo pubblicato su Nature esplora [59] le diverse opzioni esplicative associate all'infezione del sangue da COVID-19, che include eruzioni cutanee, cateteri bloccati e morte improvvisa, sebbene il meccanismo sottostante sia ancora da determinare, fermo restando che la coagulazione può essere coinvolta insieme all'infiammazione, a cui si possono aggiungere pregresse complicazioni o predisposizioni genetiche.

Cambiamenti nella sanità

Sono molti i cambiamenti che l'assistenza sanitaria ha dovuto affrontare in tutto il mondo, ogni Paese ha attuato misure diverse volte a rafforzare il sistema sanitario prima dell'arrivo della pandemia, quando ancora non aveva contagiato, o cercando di evitare il collasso del sistema quando ne stavano già subendo gli effetti.

Una delle misure che ha generato maggiore sorpresa all'inizio della pandemia è stata vedere come la Cina abbia creato dal nulla un ospedale con una capacità di 1.000 pazienti, e in soli 10 giorni, un aspetto che è diventato una pietra miliare della salute mettendo a disposizione della popolazione una notevole quantità di posti letto.

Sebbene ogni Paese adotti politiche di prevenzione o a causa della mancanza di letti disponibili, gli ospedali hanno aumentato la loro capacità di assistere i pazienti con un numero maggiore di posti letto, nel caso della Spagna il traguardo della Cina è stato superato, da un ospedale da campo con una capacità di 5.500 pazienti che può essere assemblato dal personale dell'esercito in sole 48 ore presso le strutture dell'Institución Ferial de Madrid.

Azioni come quella menzionata nell'I.F.E.M. A si sono svolte su scala minore in diverse province come misura per aumentare la capacità delle cure ospedaliere e quindi evitare il fallimento del sistema che si sarebbe verificato quando il numero di persone che richiedono il ricovero non poteva avere accesso a causa della mancanza di posti letto disponibili.

Altre misure adottate da varie comunità autonome consistevano nel recarsi in residenze e centri specializzati per reclutare medici per lavorare negli ospedali, e hanno anche fatto chiamate pubbliche per reintegrare i pensionati e assumere nuovo personale tra coloro che hanno superato l'esame di abilitazione alla professione e non hanno ancora ottenuto un posto di MIR, e nemmeno tra coloro che non avevano terminato gli studi, ma che erano iscritti all'ultimo anno di medicina o infermieristica.

Precedenti misure volte a rafforzare la forza lavoro al fine di fornire una migliore assistenza ospedaliera ai pazienti con COVID-19, ma sono state adottate anche altre misure che hanno avuto un'influenza decisiva sui pazienti con Morbo di Parkinson ed erano in termini di restrizione dei movimenti dei cittadini che non lavorano in settori essenziali.

Ciò ha portato alla chiusura dei centri diurni, alla sospensione delle visite private e persino dell'assistenza personale che i pazienti affetti da Parkinson avevano ricevuto.

Pertanto, la Società Spagnola di Cardiologia segnala che dall'inizio della pandemia c'è stata una riduzione delle consultazioni ospedaliere associate a problemi coronarici con diminuzioni delle cure fino al 20% rispetto ai periodi precedenti l'insorgenza del COVID-19 [60].

La Società Spagnola di Cardiologia indica che ciò non implica che il numero di problemi cardiovascolari sia diminuito, ma piuttosto che le persone tendono a non andare in ospedale per questo motivo, quindi la percentuale di complicanze associate a problemi coronarici rimane la stessa in proporzione al periodo prima del COVID-19.

Ma sebbene il paziente sia stato colpito dall'impossibilità di recarsi presso il proprio centro di riabilitazione o dallo specialista per il monitoraggio del Morbo di Parkinson, ciò non significa che abbia smesso di ricevere assistenza sanitaria.

Pertanto, questa situazione senza precedenti ha costretto gli operatori sanitari a "reinventarsi" effettuando le cure per via telematica o telefonica, evitando così lo spostamento dei pazienti, per i quali si è adottata una delle aree più moderne della sanità, la telemedicina, dove si sfruttano i più recenti progressi tecnologici applicandoli alle cure extra ospedaliere.

Quest'area offre innumerevoli vantaggi sia per i pazienti che per i professionisti che la utilizzano.

Per i pazienti con Morbo di Parkinson perché non hanno bisogno di recarsi in un centro sanitario o in ospedale per controlli periodici, poiché i loro progressi possono essere monitorati da casa.

Per i professionisti poiché consente loro di assistere i pazienti ovunque si trovino, riservando visite o cure individuali nei centri sanitari in caso di casi complicati.

Questa cura richiede solo un computer e una connessione Internet, e l'uso di programmi diffusi come Skype o Zoom che consentono videoconferenze tra paziente e medico.

Sebbene si tratti di supervisione della salute del paziente, anche questo di solito richiede un dispositivo connesso a Internet che invia le informazioni in tempo reale o in ogni momento per poterlo seguire.

Qualcosa inizialmente pensato in alcuni Paesi per le zone rurali, dove l'assistenza medica è a volte discontinua a causa delle distanze, ma che si è rapidamente diffuso nelle città visti i grandi vantaggi citati, ma è possibile monitorare l'evoluzione del Morbo di Parkinson da remoto?

Questo è esattamente ciò che si è cercato di scoprire con una ricerca condotta congiuntamente dall'Institute of Mathematics insieme al Centre for Industry and Applied Mathematics dell'Università di Oxford (Inghilterra) e all'Institute of Speech and Language Science dell'Università del Colorado insieme al National Center for Voice and Speech (USA) [61].

Lo studio ha incluso 42 pazienti con diagnosi di Parkinson con un'età media di 65 anni, che sono stati monitorati a distanza utilizzando il sistema Intel At-Home Testing Device, che ha raccolto informazioni anche sulla frequenza e sull'intensità dei tremori, così come su lentezza motoria e problemi di linguaggio. Il dispositivo gli ha anche permesso di comunicare con il medico attraverso la voce.

La registrazione è stata effettuata per sei mesi, dopodiché è stata effettuata un'analisi matematica al riguardo.

I risultati mostrano che i pazienti con malattia di Parkinson possono essere monitorati a distanza con un'efficienza del 95%.

Sebbene il sistema non sia perfetto, consente una maggiore indipendenza per i pazienti, che non devono recarsi di persona dal medico per la visita periodica.

Allo stesso modo il monitoraggio permette di sapere se c'è un peggioramento del paziente, senza dover attendere il giorno dell'appuntamento con lo specialista, potendo intervenire in modo più veloce ed efficace.

In altre parole, la telemedicina, nonostante sia una branca della medicina moderna, sta fornendo una grande prova della sua efficacia e di come le difficoltà tecniche che potrebbero presentarsi inizialmente vengano superate grazie all'uso intensivo degli attuali progressi tecnologici.

Nonostante questi antecedenti, l'uso di detto dispositivo non è ancora divulgato, quindi l'informazione viene ricevuta dal medico nelle sue "visite virtuali" dove o il paziente o la sua famiglia riferiscono l'andamento della malattia, la presenza di nuovi sintomi o il peggioramento di disturbi precedenti.

Cioè, la tecnologia è disponibile ed è efficace, ma né i professionisti né i pazienti sono solitamente abituati a usarla, quindi i colloqui e i follow-up faccia a faccia continuano ad essere utilizzati.

Al momento, dato che questa possibilità non esiste tranne che per i casi più gravi, sia i pazienti che i professionisti hanno dovuto adottare questi mezzi informatici per monitorare la malattia.

Sulla stessa linea di sfruttare i progressi tecnologici, va notato che ogni giorno ci sono sempre più App create per il campo della salute, piccoli programmi che vengono installati su dispositivi mobili e che possono essere portati ovunque.

Sebbene la maggior parte di queste applicazioni sia esclusivamente finalizzata ad offrire informazioni su alcuni problemi di salute, oggigiorno si stanno compiendo progressi in questo senso.

In questo modo è possibile essere monitorati e messi in contatto con il nostro medico attraverso questi dispositivi, in modo da avvisarlo quando "qualcosa non va".

Nonostante ciò, esistono importanti limitazioni per quanto riguarda lo sviluppo di App rivolte a problemi specifici come il Morbo di Parkinson.

In precedenza, sono state presentate App che venivano "vendute" come un "trattamento efficace" quando tutto ciò che facevano era indicare il livello di movimenti involontari della persona in base all'oscilloscopio che gli smartphone incorporano.

Queste limitazioni derivano più dall'ignoranza della clinica da parte di ingegneri e informatici, poiché la tecnologia attualmente consente la progettazione di praticamente qualsiasi applicazione immaginabile.

Allo stesso modo, un altro limite è proprio quella mancanza di "immaginazione" in termini di applicazione di App create per l'intervento clinico, ovvero saper utilizzare efficacemente gli strumenti attualmente disponibili, come potrebbe essere con il Walk- Mate, una app orientata al mondo del tempo libero e dello sport che riporta quanti passi e la distanza percorsa, ma Walk-Mate può aiutare nel Morbo di Parkinson?

Questo è esattamente ciò che si è cercato di risolvere con un'indagine proposta dal Dipartimento di Intelligenza Computazionale e Scienze Sistemiche del Tokyo Institute of Technology; insieme al Dipartimento di Neurologia del Kanto Central Hospital e al Dipartimento di Riabilitazione del Nissan Tamagawa Hospital (Giappone) [62].

Lo studio ha coinvolto 30 pazienti con diagnosi di Morbo di Parkinson, di età compresa tra 52 e 92 anni, di cui 16 donne.

È stata utilizzata la App Walk-Mate installata su uno smartwatch (orologio intelligente), che permette la registrazione dell'andatura, del numero di passi e della distanza.

È stata effettuata una valutazione, pre e post-intervento, trattandosi di camminare con segnali uditivi ritmici offerti dall'applicazione Walk-Mate stessa, finalizzata alla regolazione del ritmo della camminata.

I risultati indicano un recupero del ritmo "normale" perduto in conseguenza della sofferenza del Morbo di Parkinson.

Va tenuto presente che questi pazienti affetti dal Parkinson subiranno un progressivo deterioramento della funzione del camminare, da qui l'importanza di nuovi sistemi come quello presentato, poiché consente un miglioramento della qualità della vita semplicemente incorporando una App per uno smartwatch.

In questo caso la App era già stata realizzata e pensata per un'altra funzione, orientata al tempo libero e allo sport, ma la sua applicazione clinica sembra innegabile, soprattutto quando viene dimostrata attraverso la sperimentazione sui benefici per questi pazienti, migliorandone così la qualità della vita.

Nonostante quanto sopra, e poiché non tutti i pazienti hanno accesso a questo tipo di tecnologia, i professionisti hanno preparato una serie di esercizi registrati che sono stati condivisi in modo che i pazienti possano seguire gli esercizi di riabilitazione che eseguivano prima della quarantena.

In questo modo, ci si aspetta che gli effetti di questa pandemia sulla salute del paziente siano i più lievi possibile, tornando alla "nuova normalità" quando sarà consentito loro di recarsi nei centri di cura.

Nonostante quanto sopra, ad esempio dalla Società Spagnola di Cardiologia, dove sono state adottate misure di telemedicina simili per monitorare i pazienti con problemi coronarici, hanno dichiarato che il sistema tecnologico incorporato è stato così efficace da mantenerlo anche dopo la "nuova normalità" con cui continuare a offrire i propri servizi in via telematica, ma volontariamente per quei pazienti che vogliono risparmiarsi il disagio di spostarsi.

Va tenuto presente che aiutare i pazienti con Morbo di Parkinson è fondamentale soprattutto per aumentare la qualità della vita dei malati, poiché è una malattia degenerativa.

Nonostante quanto si sappia su questa malattia, poiché molti dei suoi sintomi sono esteriori, essendo il tremore il più evidente, c'è ancora molto da conoscere su questa malattia, soprattutto in termini di intervento psicofarmacologico e terapeutico, perciò ogni progresso in questo settore rappresenta un miglioramento della qualità della vita del paziente.

Una malattia degenerativa che sminuisce progressivamente le capacità e le possibilità della persona, rendendola sempre più dipendente, e tutto questo senza intaccare le sue capacità cognitive, quindi è pienamente consapevole delle conseguenze della sua malattia.

Patologia per la quale non esiste ancora una cura, ma in alcuni casi è stato possibile fermarla con metodi sperimentali, il che è un grande progresso, poiché indica che nel "prossimo" futuro potrebbero essere disponibili per tutti quei pazienti affetti dalla malattia, in modo che passi da neurodegenerativa a cronica, cioè la persona continuerà a soffrire della malattia, ma non progredirà; sebbene l'obiettivo finale di queste indagini sia la cura totale del Morbo di Parkinson.

Una delle preoccupazioni riguardo a questa malattia è legata all'intervento e alla sua efficacia, al di là del trattamento farmacologico da seguire, poiché in molte occasioni la persona che soffre di questa patologia "preferisce" isolarsi dal mondo, a causa delle proprie "limitazioni" poiché "non le piace essere vista così". Va fatto un lavoro da un punto di vista psicologico, incoraggiando la persona ad uscire di casa, a relazionarsi e persino ad eseguire qualche tipo di esercizio ginnico all'aperto, ma l'esercizio fisico è di aiuto nel Morbo di Parkinson?

A questo ha cercato di rispondere una ricerca condotta congiuntamente dalla University of Southeast Nova, insieme alla University of Northern Kentucky, alla Kent State University e alla University of West Virginia (USA)[63].

Otto uomini, di età compresa tra 61 e 74 anni, hanno partecipato allo studio, tutti con diagnosi di Morbo di Parkinson, nei primi stadi della malattia seguendo la scala di Hoehn e la scala di Yahr [10].

I partecipanti hanno assistito a ventiquattro sessioni di esercizio fisico controllato per otto settimane, in cui sono state seguite sessioni di stretching con cyclette ed esercizi di resistenza.

È stata effettuata una valutazione prima dell'inizio e alla fine del periodo di otto settimane sulla densitometria del paziente, che comprendeva peso, massa corporea, percentuale di grasso, nonché un esercizio per valutare la capacità polmonare.

I risultati mostrano che, con esercizi dolci controllati da un monitoraggio esperto e in sole otto settimane di allenamento, è stata riscontrata una significativa riduzione del livello di grasso corporeo e un aumento della capacità polmonare.

Uno dei limiti dello studio è l'esiguo numero di partecipanti, e anche il fatto che erano tutti maschi, il che non consente generalizzazioni riguardo ai risultati ottenuti, quindi sono necessarie nuove ricerche a riguardo.

Va tenuto presente che i risultati positivi sono stati ottenuti con pazienti nelle prime fasi del Morbo di Parkinson, quindi non è noto se questi effetti siano mantenuti o meno negli stadi avanzati, o addirittura controproducenti, a causa della rigidità muscolare propria della malattia.

Va inoltre notato che, nonostante il trattamento di pazienti con Morbo di Parkinson, gli autori dello studio non hanno effettuato alcuna valutazione specifica per questa patologia che potrebbe spiegare un miglioramento della stessa o almeno l'arresto della progressione della malattia.

Nonostante le limitazioni di cui sopra, si deve tenere presente che qualsiasi intervento per migliorare lo stato generale del corpo avrà un impatto su una migliore qualità della vita per il paziente, che lo aiuterà a far fronte meglio alla sua malattia e mantenere migliori rapporti con le persone che lo circondano.

Oltre all'intervento farmacologico, gli assistenti sociali e i terapisti si impegnano anche per garantire al paziente e ai suoi familiari la massima qualità di vita.

Così, terapie come la pratica del Tai-Chi o dello yoga sono state proposte per i loro benefici in persone della stessa età che non hanno questa malattia, cercando di mantenere i muscoli "attivi" il più a lungo possibile, così come è stato proposto con la danza terapeutica, dove questa disciplina è adatta a ogni tipo di paziente, per rafforzare il controllo sui muscoli, ma la danza è benefica per il Morbo di Parkinson?

Questo è esattamente ciò che il Dipartimento di Sviluppo Umano della California State University (USA) ha cercato di scoprire [64].

Lo studio ha coinvolto 30 pazienti con diagnosi di Morbo di Parkinson, di età compresa tra 52 e 92 anni, di cui 16 donne.

A tutti è stato chiesto di rispondere a domande sui benefici che avevano ricevuto dalla pratica della danza terapeutica.

I risultati mostrano che la danza aiuta i pazienti a essere consapevoli dei limiti causati dal Parkinson, è stato anche verificato che la motivazione per ballare proveniva principalmente da un consiglio medico e non da una disposizione personale.

Infine, l'incorporazione della danza come pratica regolare rende gli esercizi raccomandati per la malattia più facili da eseguire, poiché sono inclusi nella danza.

Uno dei limiti dello studio è il suo basso numero di partecipanti, il che significa che i risultati non possono essere estesi senza una nuova ricerca.

Allo stesso modo, la metodologia di indagine deve essere integrata con altre, come quella osservativa, per valutare se c'è davvero un beneficio nei pazienti quando praticano questa danza terapeutica.

Nonostante le limitazioni di cui sopra, vale la pena evidenziare gli sforzi dei ricercatori per conoscere i benefici della danza terapeutica in una popolazione come i pazienti con Morbo di Parkinson, qualcosa che a prima vista può sembrare controproducente, poiché l'avanzamento della malattia colpisce progressivamente i muscoli sotto forma di tremori, ma anche in termini di postura e coordinazione.

Per quanto riguarda il già citato Tai Chi, va notato che si tratta di una pratica antichissima che può essere svolta individualmente o in gruppo, dove vengono eseguiti esercizi prestabiliti considerati come una meditazione in movimento.

Molti sono stati i benefici attribuiti a questa antica arte, soprattutto quelli legati al rilassamento e al controllo interno, indicati per il trattamento complementare di patologie come dolori cronici, ansia, artrite o depressione.

Il controllo della respirazione, la focalizzazione sui movimenti e la pratica outdoor sembrano essere alla base di questi benefici, a cui si aggiungono la flessibilità e le capacità motorie che si acquisiscono con la pratica e la ripetizione dei movimenti.

In alcune culture orientali la sua pratica è comune tra i giovani, il che facilita che i suoi effetti benefici si estendano per tutta la vita, fungendo da fattore protettivo contro alcune patologie, soprattutto quelle legate alla vita sedentaria e all'ipertensione.

Ma quando qualcuno pensa ad una malattia neurodegenerativa come il Morbo di Parkinson, di solito non lo fa in esercizi come il Tai Chi, ma nella ricerca di un trattamento farmacologico che arresti la progressione della malattia e quindi fornisca più tempo o quello che perlomeno può offrire una migliore qualità di vita ai pazienti.

La progressiva perdita di controllo delle capacità motorie fini e generali sono solitamente i sintomi più evidenti di questa malattia, che si esprime con tremori, oltre che con difficoltà nello svolgere attività semplici come portare il cucchiaio alla bocca per mangiare. Quindi c'è un progressivo deterioramento che diminuisce l'indipendenza dei pazienti, che richiede una maggiore assistenza di un membro della famiglia o di un professionista. La persona malata è preoccupata più di colmare le carenze che di cercare di migliorare il proprio controllo sulle capacità motorie, ma il Tai-Chi è efficace nel Morbo Parkinson?

Questo è esattamente ciò che l'Overlook Medical Center (USA) ha cercato di scoprire [65].

Lo studio ha incluso 44 pazienti con diagnosi di Morbo di Parkinson, metà dei quali erano stati addestrati alla pratica del Tai-Chi, mentre il resto non era stato formato.

Coloro che hanno imparato il Tai-Chi, hanno seguito un allenamento di 16 lezioni settimanali di un'ora ciascuna.

A tutti i partecipanti sono stati somministrati test standardizzati per valutare le prestazioni motorie attraverso la Unified Parkinson's Disease Rating Scale [17]; la qualità della vita del paziente utilizzando il Parkinson's Disease Questionnaire-39 [36]; allo stesso modo, per controllare il loro umore, è stata somministrata la Geriatric Depression Scale-15 [37].

I risultati, nonostante abbiano mostrato benefici tra coloro che hanno ricevuto un allenamento di Tai Chi, non sono stati abbastanza significativi, soprattutto in termini di miglioramento dell'umore.

Nonostante i risultati positivi, si deve tenere conto del fatto che si tratta di un numero limitato di partecipanti, quindi sono necessarie ulteriori ricerche prima che questa relazione vantaggiosa possa essere considerata stabilita.

Uno dei limiti dello studio è che non riporta, perché non è stato valutato, in quale fase della malattia si trova il paziente. Il Parkinson è normalmente classificato in cinque stadi, ciascuno più disabilitante, poiché non è lo stesso trovare benefici tra pazienti nelle prime fasi rispetto alle ultime.

Sarebbe anche conveniente verificare se in quei Paesi dove c'è una pratica regolare del Tai-Chi, la percentuale di popolazione affetta dal Morbo di Parkinson sia più bassa, il che rappresenterebbe un fattore di prevenzione, e addirittura mantenendo lo stesso tasso di incidenza. Se l'età di insorgenza fosse superiore alla media, segnalerebbe un beneficio in termini di insorgenza ritardata della malattia.

Ma tornando al Tai-Chi, va notato che tra i suoi effetti fisiologici c'è la promozione della flessibilità, dell'equilibrio e del controllo muscolare, aspetti che a poco a poco saranno influenzati dalla progressione del Morbo di Parkinson.

Sebbene i risultati sui benefici di questa pratica siano stati in alcuni casi contraddittori e in altri abbiano riscontrato solo lievi miglioramenti, senza essere statisticamente significativi, nonostante ciò, continua ad essere una pratica comune tra le associazioni di malati di Parkinson, ma gli effetti del Tai-Chi possono essere ottimizzati nella Morbo di Parkinson

A questo si è cercato di rispondere con un'indagine condotta dal Dipartimento di Riabilitazione Medica del Tongde Hospital; insieme al Department of Medical Rehabilitation of West China Sichuan University Hospital (Cina) [66].

Lo studio ha incluso 36 pazienti con Morbo di Parkinson, metà dei quali avrebbe ricevuto lezioni di Tai Chi collettivamente, mentre il resto avrebbe ricevuto lezioni individualmente.

Dopo tredici settimane di formazione al ritmo di tre volte alla settimana, sono state effettuate valutazioni per verificare se ci fossero differenze tra l'uso di un metodo di gruppo rispetto a un metodo individuale nei pazienti affetti dal Parkinson.

Oltre alla pratica guidata in classe, ai partecipanti è stato chiesto di praticare ogni giorno individualmente gli esercizi assegnati.

Prima dell'inizio e alla fine del periodo di tredici settimane, ogni partecipante è stato valutato con una scala sulla quantità e qualità del sonno chiamata Parkinson's Disease Sleep Scale [67]; una per determinare la presenza di sintomi depressivi attraverso la Hamilton Depression Scale [68]; e una per valutare le capacità cognitive utilizzando il Montreal Cognitive Assessment [35].

I risultati mostrano che non c'erano differenze significative tra i due gruppi prima di iniziare la formazione.

Il confronto pre e post allenamento della pratica del Tai-Chi offre risultati significativi sia nel gruppo dell'apprendimento individuale che collettivo, sia in termini di sintomi associati al sonno, ma un miglioramento è stato osservato solo in termini di capacità cognitive tra coloro che hanno frequentato lezioni di gruppo. Non c'è stato alcun effetto positivo sui sintomi associati alla depressione in nessuno dei due gruppi.

Per quanto riguarda l'esecuzione degli esercizi quotidiani della pratica del Tai-Chi, è stato osservato che coloro che hanno svolto il loro apprendimento in gruppo erano più costanti e capaci di coloro che avevano ricevuto questa formazione individualmente.

Tra i limiti dello studio, va notato che l'età o il sesso dei pazienti con Morbo di Parkinson non è riportato, quindi non è possibile sapere se queste variabili siano rilevanti o meno.

Allo stesso modo, lo studio è stato condotto con una popolazione orientale, dove la pratica del Tai-Chi è all'interno della loro cultura, quindi è necessaria una nuova ricerca con una popolazione occidentale per verificare se gli effetti riscontrati vengono mantenuti.

Nonostante le limitazioni di cui sopra, e come sottolineano gli autori dello studio, i risultati ci consentono di verificare i benefici che la pratica del Tai-Chi ha quando questo viene appreso e praticato collettivamente, dove si verificherà anche un certo livello di interazione sociale, non valutato.

"Il Morbo di Parkinson richiede principalmente un trattamento farmacologico adattato alle condizioni del paziente e al grado di evoluzione dei sintomi che presenta.

A sua volta, sarà prioritario il supporto attraverso trattamenti non farmacologici, come fisioterapia, stimolazione cognitiva, supporto psicologico se richiesto e sarà importante curare aspetti come l'alimentazione, le relazioni sociali e familiari, la pianificazione del tempo libero... Nella Parkinson è molto importante mantenere uno stato d'animo il più stabile possibile e un atteggiamento di miglioramento su base giornaliera, poiché questa patologia richiede un adattamento continuo e la convivenza con numerosi aspetti mutevoli della malattia che interessano la persona colpita e il suo ambiente familiare." Marian Carvajal Paje, F.E.P.

Uno degli svantaggi delle malattie che hanno un'origine tardiva è che i sintomi vengono confusi con quelli dell'età. È il caso del Morbo di Parkinson, che, sebbene non sia esclusivo degli anziani, è comune che si manifesti in quel momento, il che aggiunge ai sintomi della malattia stessa le difficoltà associate all'invecchiamento.

Tant'è che si stima che il 25% dei pazienti affetti dal Parkinson mostri anche un lieve deterioramento cognitivo, cioè sintomi che andranno a detrimento della qualità di vita del paziente.

Deterioramento che nella popolazione anziana solitamente migliora con una riabilitazione tempestiva, ma che nel caso del Morbo di Parkinson viene solitamente poco preso in considerazione, incentrando l'attenzione quasi esclusivamente sul trattamento dei sintomi più gravi di questa malattia quali tremori, rigidità o instabilità posturale tra gli altri, cioè i sintomi motori.

Il problema è che è stato osservato come un lieve deterioramento cognitivo sia associato in alcuni casi a sintomi come l'instabilità posturale, che può essere confusa con uno tipico del Morbo di Parkinson, quindi il Parkinson può essere migliorato con una riabilitazione orientata a la popolazione più anziana?

È quanto ha cercato di scoprire un'indagine condotta dal Dipartimento di Ingegneria Biomedica, insieme al Dipartimento di Neurologia e al Dipartimento di Medicina della Emory University; il Georgia Institute of Technology e l'Atlanta VARR & D. Center for Cognitive and Visual Rehabilitation (USA) [69].

Allo studio hanno partecipato centosedici adulti di età superiore ai 66 anni, 42 dei quali affetti da Morbo di Parkinson, il resto appartenente al gruppo di controllo, tutti senza sintomi di demenza per i quali sono stati valutati attraverso il Montreal Cognitive Assessment [35].

Le variabili sociodemografiche come età, sesso, anni di istruzione, indice di massa corporea, problemi associati e farmaci che stavano assumendo sono state registrate in tutti i partecipanti. Allo stesso modo, il loro livello di indipendenza è [70] stato valutato attraverso la capacità di svolgere attività di vita quotidiana; la presenza di sintomi depressivi utilizzando il Beck Depression Inventory-II [71]; qualità della vita e paura delle cadute utilizzando una scala di tipo Likert.

Nel caso dei partecipanti con Morbo di Parkinson , lo stadio della malattia è stato valutato anche utilizzando la Unified Parkinson's Disease Rating Scale [17].

L'intervento riabilitativo è stato effettuato praticando la danza adattata all'età dei partecipanti, in particolare in questo studio è stato utilizzato il tango.

I risultati mostrano che maggiore è l'età, minori sono le capacità cognitive, sia nei pazienti con che senza Morbo di Parkinson.

Non c'erano differenze significative nelle capacità cognitive prima e dopo l'intervento attraverso la pratica della danza.

Tra i limiti dello studio, come sottolineano gli autori, c'è la selezione dei partecipanti, soprattutto quelli che non soffrono di Morbo di Parkinson, poiché avere una maggiore disponibilità a collaborare a questo tipo di studio può mostrare una maggiore indipendenza e minor deterioramento cognitivo.

Allo stesso modo, lo studio non chiarisce quante sessioni sono state svolte, con quale intensità o quale fosse l'obiettivo di ogni sessione, quindi, se fosse risultato significativo, non potrebbe essere applicato ad altri luoghi senza queste informazioni.

Nonostante quanto sopra, sembra che l'intervento

sugli anziani, che soffrano o meno del Morbo di Parkinson, mostrerà limitati effetti sul recupero delle capacità cognitive, almeno con un intervento basato sulla danza; un aspetto che d'altra parte avrebbe potuto aiutare in termini di coordinazione, perdita della paura di cadere e controllo muscolare da parte dei pazienti con il Parkinson, cosa che non è stata valutata in questo studio.

Anche con questi risultati, l'idea originale dello studio, quella di intervenire sugli effetti dell'età come mezzo per contrastare i problemi che il Morbo di Parkinson provoca è davvero buona.

Forse sarà necessario cercare un altro metodo di intervento, più individuale come quello applicato dal neurosviluppo, per vedere questi effetti attesi e quindi migliorare indirettamente la qualità della vita dei pazienti con Morbo di Parkinson, ma qual è il ruolo della psicoterapia nel Parkinson?

È quanto si è cercato di scoprire con una ricerca del Dipartimento di Neurologia e del Centro di Neuroscienza Clinica della Facoltà di Medicina del General Hospital Universitario della Charles University insieme al Center for Applied Neurosciences and Brain Imaging del National Institute di Salute mentale (Repubblica Ceca) [72].

Lo studio ha incluso 368 pazienti con morbo di Parkinson e 221 fisioterapisti che lavorano quotidianamente con questo tipo di malati.

I pazienti affetti dal Parkinson sono stati valutati con il Patients' Limitations in Activities of Daily Living [73] per determinare il livello di coinvolgimento della malattia nelle diverse funzioni della vita, in sei aree: andatura, destrezza manuale, stabilità e il numero di cadute, postura e condizione fisica generale.

Il questionario creato ad hoc valuta la conoscenza del Morbo di Parkinson, il trattamento ricevuto e i dettagli sulla terapia ricevuta.

I risultati riportano che solo il 28% dei pazienti con Morbo di Parkinson ha ricevuto una prescrizione per una psicoterapia complementare alla terapia fisica, di cui il livello di soddisfazione per l'intervento psicoterapeutico è del 79% negli ultimi 3 mesi.

Tra i limiti dello studio, va notato che si tratta di una popolazione molto specifica, di nazionalità ceca, dove la copertura del sistema sanitario per i pazienti con Morbo di Parkinson include l'intervento psicoterapeutico, un aspetto che non è uguale in tutti i Paesi.

Per quanto riguarda i limiti, va notato che non sono riportati il numero di donne nello studio, né l'età dei pazienti, o altri aspetti socioeconomici, essenziali per capire se i risultati sono sfumati in base ad una qualsiasi di queste variabili individuali.

Allo stesso modo, non vengono forniti dettagli sul tipo di psicoterapia, tipo di applicazione (individuale o collettiva), numero di sessioni settimanali, durata ...

Morbo di Parkinson e COVID-19

I pazienti con morbo di Parkinson (PD = Parkinson's Disease) affrontano non solo un aumentato rischio di sviluppare esiti respiratori peggiori legati alla malattia da coronavirus 2019 (COVID-19), ma anche una serie di problemi "nascosti" dovuti alla pandemia. Alcuni autori sostengono che i pazienti con PD possono soffrire di stress cronico e mancanza di attività fisica associata all'isolamento sociale [74].

Mentre il COVID-19 continua ad avanzare in tutto il mondo, ci sono diversi impatti dannosi che l'attuale pandemia di COVID-19 può avere sull'onere globale del PD.

Studi preliminari hanno suggerito che la sindrome respiratoria acuta grave coronavirus 2 (SARS-CoV-2), che è l'agente eziologico del COVID-19, può avere un potenziale neurotropismo nell'uomo, sebbene questa caratteristica non sia stata ancora dimostrata in modo definitivo [75,76]. Come altri virus respiratori, il SARS-CoV-2 può raggiungere il sistema nervoso centrale (SNC) attraverso il sangue o per trasporto assonale dalle terminazioni nervose del neuroepitelio olfattivo nei passaggi nasali [77,78]. L'ipotesi della via olfattiva per la neuroinvasione SARS-CoV-2 è supportata dal fatto che diversi pazienti con infezione da COVID-19 hanno sperimentato una diminuzione o totale perdita dell'olfatto (iposmia / anosmia) e alterato senso del gusto o disgeusia [79–82]. L'aspetto interessante di tale percorso (dalla cavità nasale al bulbo olfattivo, quindi alla corteccia cerebrale e infine al tronco encefalico) è la possibile presenza del virus nel tronco encefalico, che contiene i nuclei respiratori responsabili della respirazione [78,83]. Infatti, più della metà dei pazienti con infezione da COVID-19 ha mostrato difficoltà respiratorie [76,84,85].

In ambito clinico, quasi il 50% di tutti i virus emergenti presenta sintomi neurologici nella fase acuta [86]. Questa caratteristica non sembra essere diversa per il COVID-19, poiché, secondo i dati pubblicati, numerosi pazienti hanno mostrato manifestazioni neurologiche [76,84,87]. Ad esempio, i pazienti con la forma grave di infezione da COVID-19 avevano maggiori probabilità di sviluppare una malattia cerebrovascolare acuta, alterazione della coscienza e lesioni muscolo scheletriche [79]. Inoltre, prove di encefalopatia ed emorragia intracerebrale sono state trovate su scansioni di immagini cerebrali di pazienti con infezione da SARS-CoV-2 [88–90].

Inoltre, sono stati recentemente segnalati un caso di meningite / encefalite correlata al COVID-19 e un caso di infezione da COVID-19 associata alla sindrome di Guillain-Barré [88,91].

D'altra parte, il carico di morbilità neurologica a lungo termine delle malattie neuroinfettive è in gran parte sconosciuto. Un gran numero di studi suggerisce che il processo patologico del PD può essere modulato (o avviato) da virus o altri patogeni [92–97]. La prima prova di un possibile legame tra virus e PD viene da un'epidemia di encefalite letargica (EL), dopo lo scoppio dell'influenza del 1918 (influenza spagnola). In quell'occasione, quasi tutti i pazienti che hanno avuto un episodio acuto di EL hanno sviluppato parkinsonismo postencefalitico, una condizione che somigliava molto al quadro clinico del PD [98].

Jang et al. hanno dimostrato che la somministrazione di dosi non letali del virus dell'influenza altamente patogeno H5N1 nelle vie nasali dei topi ha indotto l'attivazione della microglia (cellule cerebrali che proteggono e interagiscono con i neuroni), nonché la fosforilazione e l'aggregazione dell'alfa-sinucleina nelle aree del cervello infettate dal virus. Questi virus persistono a lungo dopo la risoluzione dell'infezione [94].

È stata osservata anche una significativa e duratura perdita di neuroni dopaminergici nella substantia nigra pars compacta (SNpc) [94]. Uno studio successivo che ha esaminato il potenziale neurotropico e infiammatorio del virus H1N1 A / California / 04/2009 (CA / 09) ha dimostrato che, sebbene non sia stata trovata alcuna prova di neurotropismo virale, il virus CA / 09 H1N1 ha aumentato significativamente l'attività microglia nella substantia nigra dei topi [95].

Inoltre, è stata rilevata l'espressione alterata di diversi fattori neurotrofici e geni correlati alle citochine (proteine che mediano la risposta infiammatoria) dopo l'infezione da CA / 09 H1N1 [95]. Infine, l'ipotesi che le infezioni virali possano contribuire alla patogenesi della malattia di Parkinson non è limitata al virus dell'influenza, poiché alcuni dei sintomi motori cardinali e delle caratteristiche istologiche della PD sono stati associati anche ad altri virus (ad esempio, virus Coxsackie, virus del Nilo occidentale, virus dell'encefalite giapponese B, virus dell'encefalite di Saint Louis e HIV) [92,99].

Sebbene siano necessarie ulteriori ricerche per chiarire meglio il ruolo dei virus nella patogenesi del Parkinson, i risultati di cui sopra hanno implicazioni cliniche significative, poiché suggeriscono un potenziale contributo dei virus neurotropici e non neurotropici all'inizio della neurodegenerazione nel PD, sia direttamente (dalla presenza fisica del virus nel cervello che indirettamente (inducendo un processo infiammatorio di lunga durata nel cervello). Tuttavia, i trigger di per sé possono essere, nella maggior parte dei casi, insufficienti per lo sviluppo del Parkinson [100].

Pertanto, è stato suggerito che i "facilitatori" giochino un ruolo nella patogenesi del morbo di Parkinson, agendo in concomitanza con l'evento scatenante (ad esempio, un'infezione virale) o in seguito. Tali processi avvengono generalmente nella fase prodromica o asintomatica del Parkinson [100].

Tra i vari "fattori abilitanti" che possono influenzare la progressione del PD, l'invecchiamento e la senescenza cellulare hanno di gran lunga l'impatto più riconosciuto. Ad esempio, la prevalenza globale di PD era dal 2% al 3% della popolazione sopra i 65 anni nel 2017 e quel numero raggiungerà più di 14 milioni di casi in tutto il mondo entro il 2040, rendendo il Parkinson il disturbo a crescita più rapida di tutti i disturbi neurologici [101].

Tale crescita esponenziale è sostenuta dal continuo invecchiamento della popolazione [102]. Indipendentemente dal Parkinson, l'aspettativa di vita globale è aumentata di circa sei anni negli ultimi due anni [103]. Con l'aumentare della longevità, aumenta anche il numero di persone che convivono con PD. In effetti, le stime suggeriscono che questo numero di malati di Parkinson è in aumento [101,104].

Sebbene sia troppo presto per suggerire quali risultati neurologici a lungo termine potrebbero affrontare i sopravvissuti all'infezione da COVID-19, alcune prove potrebbero provenire da precedenti pandemie di virus respiratorio.

In primo luogo, poiché il SARS-CoV-2 può indurre la sindrome da tempesta di citochine e iperinfiammazione in pazienti con grave infezione da [105]COVID-19, è possibile ipotizzare che l'infezione da SARS-CoV-2 / COVID-19 possa essere un evento scatenante della cascata neurodegenerativa sottostante al Parkinson [106].

Inoltre, studi precedenti hanno dimostrato che altri coronavirus umani possono rimanere dormienti nei leucociti e quindi possono essere inclini a produrre infezioni latenti o persistenti del sistema nervoso centrale [107].

Mentre i segni clinici di parkinsonismo e PD non sono stati associati a precedenti epidemie di coronavirus, sono stati rilevati anticorpi anti-coronavirus in campioni di CSF di persone con Parkinson [108].

D'altra parte, sorge la domanda se i sopravvissuti al COVID-19 possano rappresentare una frazione eccessivamente grande della futura popolazione di pazienti con Parkinson.

Sebbene le prove esistenti non siano ancora conclusive, studi precedenti hanno descritto che le persone nate o che erano giovani al momento dell'epidemia di influenza del 1918 avevano un rischio di sviluppare il morbo di Parkinson che era da 2 a 3 volte superiore a quelle nate prima del 1888 o dopo il 1924 [109,110].

La comunità scientifica può anche offrire un raggio di speranza in mezzo alla pandemia COVID-19. Sadasivan e i suoi colleghi hanno già dimostrato che il trattamento profilattico con vaccino o terapia antivirale era efficace nel proteggere contro la perdita dei neuroni dopaminergici substantia nigra nei topi dagli effetti del virus dell'influenza H1N1 e dell'MPTP (una neurotossina usata per indurre il Parkinson negli animali) [96]. Spinto dalla diffusione della pandemia COVID-19, è ora in corso uno sforzo globale per trovare vaccini e terapie praticabili contro la SARS-CoV-2.

In conclusione, la pandemia COVID-19 ha colpito la società moderna su una scala senza precedenti. Il legame a lungo termine tra virus e disturbi neurodegenerativi è difficile da dimostrare, ma non dobbiamo escludere gli effetti a lungo termine che la crescente pandemia di

COVID-19 può avere sulla diffusione del morbo di Parkinson.

Tale preoccupazione è stata ampiamente condivisa dalla comunità scientifica [111–113]. Come altre pandemie globali in passato, la pandemia COVID-19 durerà probabilmente per un periodo di tempo limitato. Tuttavia, la pandemia del PD non scomparirà presto.

Capitolo 3. Testimonianza di una Psicologa e Neuropsicologa con il Parkinson

Prima del Parkinson:

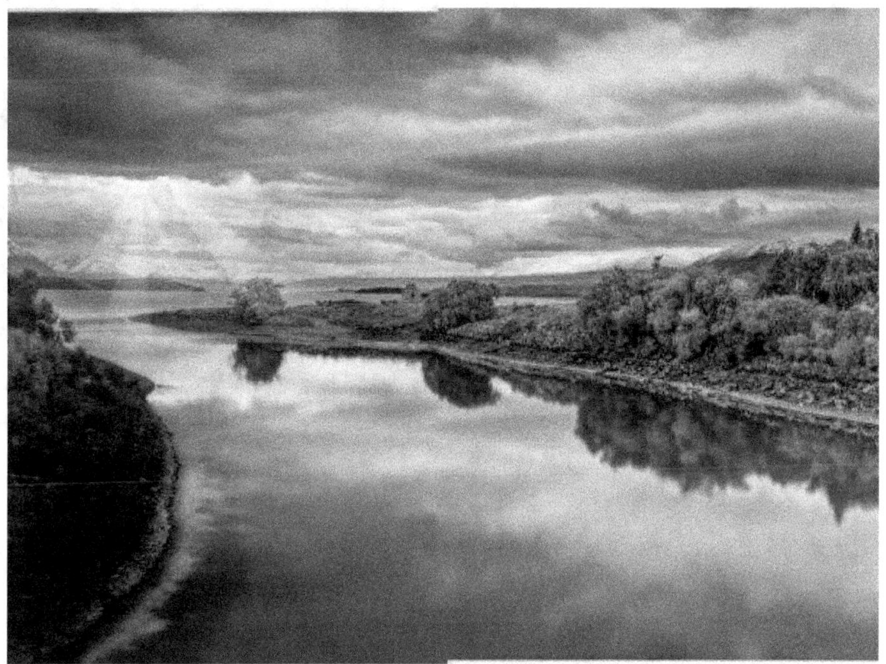

https://sway.office.com/GxdiaMoo0crfgOUS#content
=YJKI57aIUuKjBk

Vi invito a cliccare sul primo collegamento. Poi farete un viaggio. Prima conoscerete la mia vita prima del Parkinson, poi capirete l'impatto della diagnosi, il processo di trasformazione interiore e la mia vita dopo il Parkinson.

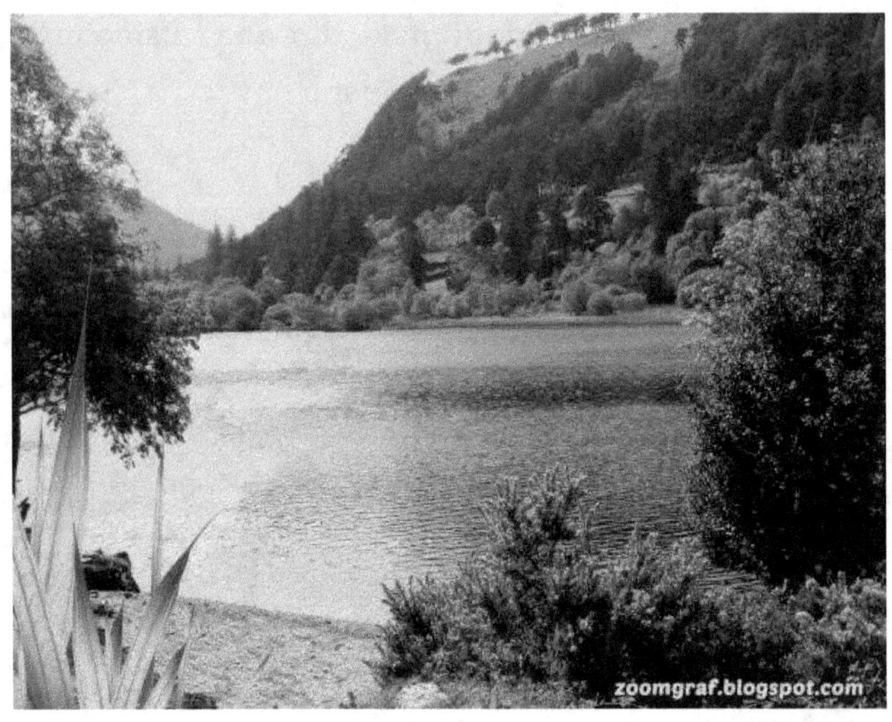

Il Parkinson esplode con forza, ti fa sentire che la vita si ferma, per poi provare a volare. Una malattia può tirare fuori il meglio di te, può darti la capacità di aiutare.

Qualcosa di apparentemente brutto e che nessuno vuole può essere una vera benedizione, diventi portatore di felicità, regalando quelle forze interiori che tutti abbiamo, ma che spesso vengono risvegliate dagli altri, che vanno avanti, rendendo IO POSSO, un'autentica realtà contagiosa. Vi invito a cliccare sul seguente link:

Mi è stata data l'opportunità di scrivere, mettere in parole quello che ho vissuto, da quel giorno in cui una diagnosi ha cambiato la mia vita.

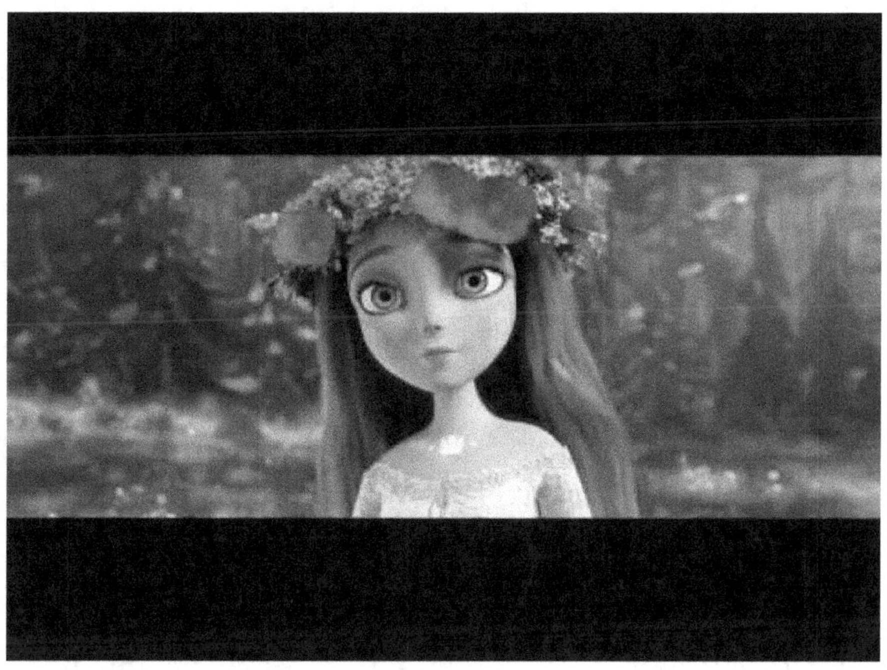

https://youtu.be/0PdyRMxY8XQ

Non pensi mai che possa succedere a te, soprattutto quando godi di buona salute, e ti consideri fisicamente fortunata. Sono sempre stata brava nello sport, qualcosa che richiamava l'attenzione sulla mia corporatura snella.

Ero brava in tutti gli sport, infatti, fin da piccola un allenatore di pallavolo aveva risvegliato in me una vocazione per lo sport, la competizione, per tesserarmi e giocare in una squadra.

Mi passarono dall'allenamento con le più piccole, al gruppo più grande, ero la più piccola della squadra, ma quella che si muoveva come un turbine a caccia della palla. Saltavo e mi divertivo, mi muovevo con la palla come un pesce nell'acqua. Mi buttavo senza paura, con le ginocchiere a filo terra, per i palloni che sembravano persi e, lì arrivavo io; praticamente mi buttavo per terra. Mi piacevano anche i tiri, i salti e la presa della palla che voleva volare fuori la nostra portata.

Nella pallacanestro mi piaceva tirare dalla lunga distanza, mi piaceva correre in campo visto che non ero male a volare per occupare le prime posizioni.

D'estate ormai ero una vera pesciolina; amavo nuotare, passavo la giornata in piscina, ho imparato a nuotare in tutti gli stili da sola, avevamo un trampolino (ora non è consentito per motivi di sicurezza), ma quel trampolino è stato lì una vita, su cui mostrare tutta la capacità di sentirsi a proprio agio, saltare, volare alto, lasciarsi cadere e colpire l'acqua in più modi.

Mi tuffavo, come un aeroplano che sembra stia per schiantarsi, ma all'ultimo momento sale verso l'alto, io mi lasciavo cadere nelle profondità dell'acqua, circondata dall'acqua da tutte le parti, la sensazione di immergermi per tornare di nuovo in superficie, salendo la scaletta della piscina con un sorriso, divertendomi come la bambina che ero.

Il salto successivo, decidevo di buttarmi di schiena, con giro a campana, che mi faceva cadere a bomba, poi nuotavo a lungo a tutta velocità, immergendomi sott'acqua e trattenendo il respiro tutto il tempo che riuscivo.

Nei pomeriggi, la mia bicicletta ed io, io e la mia bicicletta, non avevamo nemmeno un freno per sperimentare, per guidare senza mani, con le mani libere, pedalare, sentirmi libera, amavo arrampicarmi sugli alberi, esplorare le rovine di una casa abbandonata, andare all'avventura con un gruppo di amici, con la fantasia di un bambino, che crea storie di fantasia vissute con emozione, tanti ricordi di felicità.

Adoravo suonare il piano, ogni giorno avevo il mio tempo per esercitarmi al pianoforte, devo ammettere che dovevo essere pesante per i miei vicini, ma a mia madre piaceva ascoltarmi, che ora, un nipote mostra tutto il suo virtuosismo suonando alla perfezione, vincendo concorsi, io al suo fianco da principiante, con lui ho potuto vedere come cresce un bambino piccolo con un dono che si fa notare, fino a renderlo ammirevole, come si riesce a suonare uno strumento con autentica perfezione e al suo massimo livello di difficoltà.

La vita stessa deve portarci a sviluppare le nostre capacità, al più alto livello, se ci vengono date qualità non è per mantenerle, ma per svilupparle e contribuire con qualcosa di nuovo alla società, o tutto il meglio che hai, per contribuire a rendere questo mondo più bello.

Ero brava a disegnare, anche se per questo nella mia famiglia non avevo alcun merito, è qualcosa di naturale, ho zii, cugini che eccellono nel disegno e nella musica, mio zio Félix, ora deceduto, era un delegato nazionale nelle missioni, aveva udienze con Il Papa, una posizione di rilievo. In Bolivia, aveva costruito una chiesa da solo, con tutta la struttura esterna e un interno, tutta un'opera d'arte, creata dalle sue mani.

Ci ha abbandonato a causa di un calo di zucchero nel sangue mentre celebrava la messa; ha battuto la testa ed è morto a causa dell'ematoma cerebrale. Anch'io ho avuto la fortuna di essere presente sul suo letto di morte, in una stanza d'ospedale, ma avevo già affrontato l'addio di mio padre. Se superi la perdita di un padre, sei già pronta per l'addio di altri cari, sei immunizzata per tante tempeste, che non hanno maggiore impatto emotivo della perdita di un carissimo padre.

Come il resto della mia famiglia, ero consapevole di avere una predisposizione per il disegno, osservavo che i miei disegni e le mie opere di creatività piacevano, da piccola ho vinto un concorso di cartoline di Natale, creato da noi, sia la cartolina, che i contenuti ed il messaggio.

Mi votavano sempre quando si chiedeva a qualcuno di realizzare un murales, un poster o un disegno; o qualche lavoro creativo con i colori.

Andavo a lezione di solfeggio, di pianoforte e di canto. Cantavo in un coro e avevo una buona voce, ma la mia timidezza mi faceva cantare senza farmi notare molto. Il direttore del coro faceva sempre gesti per farmi alzare la voce, ma quello era il mio punto debole; sembra che mi concentri solo sulle mie qualità, è naturale.

Essendo una psicologa so che ogni essere umano tende a concentrarsi maggiormente sui propri difetti o su ciò che non ci piace di noi stessi. La nostra autostima di solito va

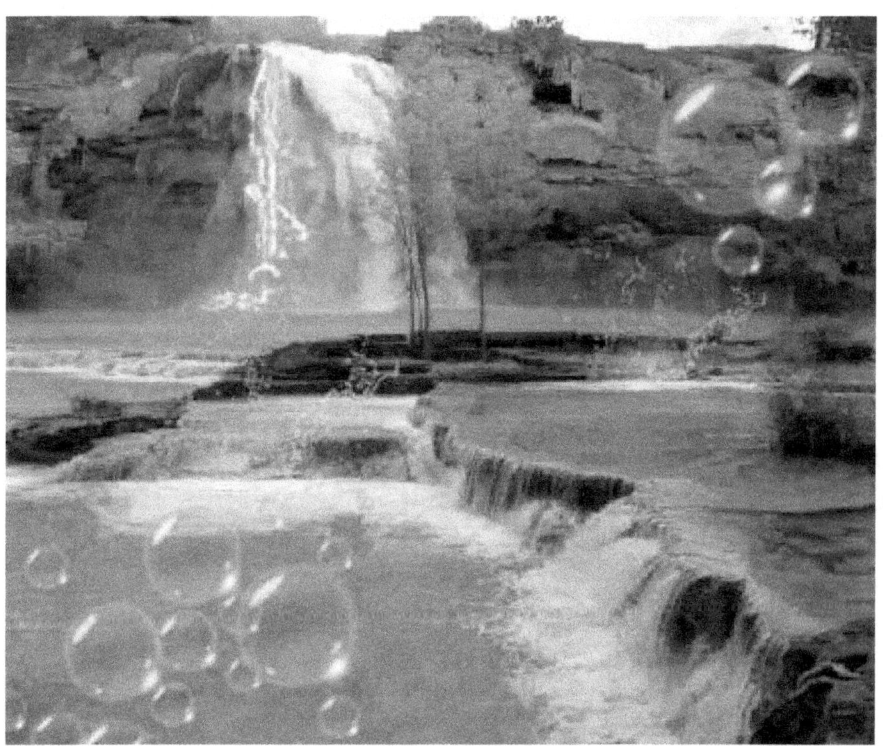

male a causa di questo pregiudizio verso il negativo.

Potrei scrivere un romanzo con tutti i miei difetti, ma ne nominerò solo uno, la mia timidezza, che più di una volta mi ha giocato qualche brutto scherzo. Ero estremamente timida, tremendamente timida e mi piaceva passare inosservata.

Forse perché ero la più giovane di sei fratelli, la prediletta di casa. Ero Kika, un nomignolo che mi aveva dato mio padre, perché c'era una bambola che si chiamava così e mi considerava la sua bambolina.

Mio padre, mi chiedeva molto spesso «Quanto mi vuole bene questa bambina?» Ed io gli rispondevo «Tanto ... voglio tanto bene al mio papà» «Di chi è questa bambina?» «Di papà...»

Kika di qui, Kika di là fino a quando comparvero i miei cugini un'estate a casa, con un cane di nome Kika, e Kika di qua e Kika di là, che quando hanno chiamavano il cane correvo anch'io ... e a mio padre non gli piacque affatto la coincidenza e quindi nella mia famiglia cominciarono a chiamarmi Mª Esther.

Siamo stati una famiglia sana, la salute ci ha sorriso, non abbiamo conosciuto malattie gravi; ho perso presto i miei nonni, a causa delle difficoltà della Guerra Civile.

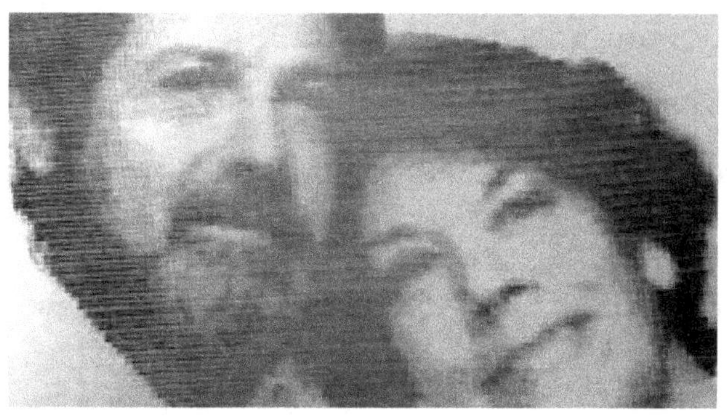

Con mio padre...

https://youtu.be/bIJjObx9MHM

Le mie nonne erano vedove, con una famiglia numerosa; entrambe lavoravano e hanno cresciuto tanti bambini, e ora sembra che un solo bambino sia viziato come un'intera scuola. Le mie nonne, con una buona testa, una buona memoria, una buona salute, badando a sé stesse, fino all'età in cui hanno scelto di lasciare questa vita, una a 94 anni, un'altra a 100, delle ragazze, una lunga vita vissuta con qualità.

Sembra che la storia si ripeta, mio padre è mancato presto, mia madre è ancora con me; ma nella mia famiglia siamo sei fratelli, questa volta sembra che le statistiche o la fortuna abbiano cambiato direzione, e ora la malattia sta attaccando le donne di famiglia, mia sorella Almudena, di quattro anni e mezzo più grande, alle prese con un cancro al seno con metastasi, da anni ormai, ma lei resiste, come una campionessa, partecipando alla ricerca, speranzosa che riescano a trovare una cura.

Preferisco che il cancro mi porti a subire una vita di limitazione, dipendenza e, peggio di tutto, a perdere l'integrità delle mie facoltà mentali. Penso che, dopo l'Alzheimer, il Parkinson sia la peggiore malattia che ti possa essere diagnosticata.

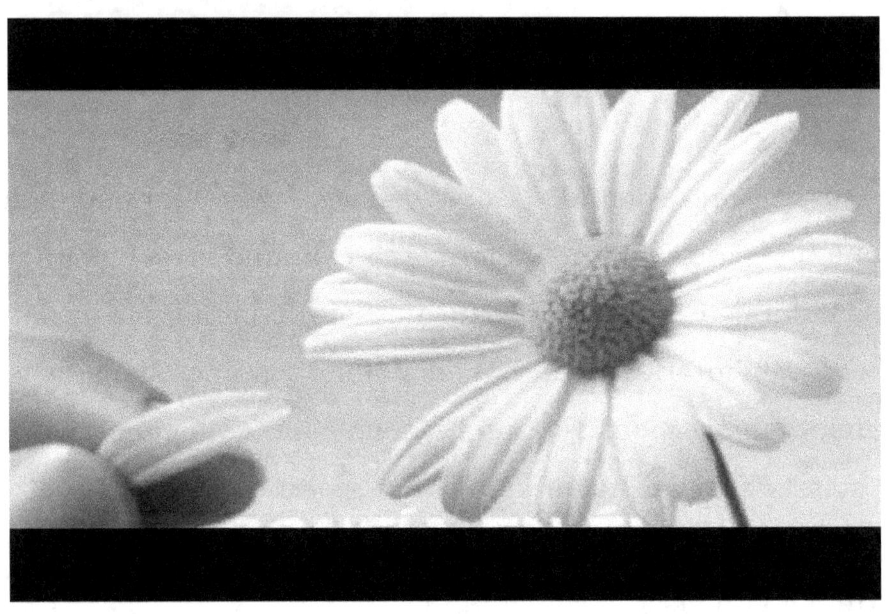

https://youtu.be/ukHpoALgsks

La mia famiglia... sempre tutta sana, da bambina pensavo che la vita fosse sempre di colore rosa.

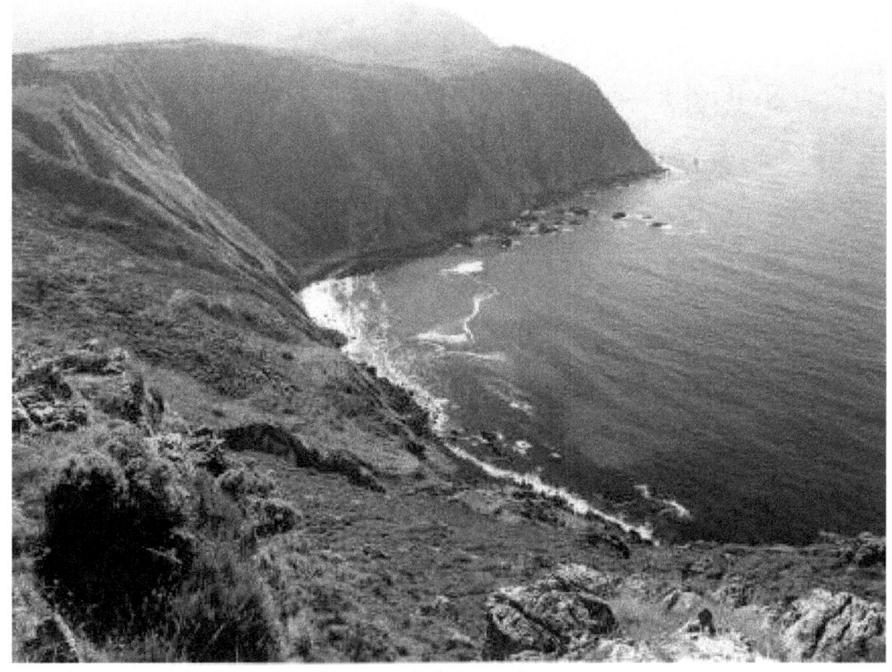

Ho avuto un'infanzia, un'adolescenza, una giovinezza felice ... Mi sento fortunata, di poter affermare di aver conosciuto la felicità; ma ho iniziato a scoprire la durezza della vita, a 22 anni ho perso mio padre, Kika è rimasta senza quella persona affettuosa, che ancora, a 22 anni, continuava a chiedermi: «Quanto mi vuole bene questa bambina? Di chi è questa bambina?» Ma questa volta, rispondevo ... «Ma papà! Non sono più una ragazza ...» Mi sono sempre sentita molto protetta in questo nido, che ti protegge dai mali di questo mondo, tante volte ho pensato di essere nata per essere la bambina dei miei genitori, sono andata con loro ovunque.

Nell'adolescenza, a quell'età in cui i genitori perdono importanza e sembra che il gruppo di amici, i coetanei, occupino il posto più rilevante, io continuavo a godermi il piacere di stare con i miei genitori. Ero un tipo casalingo, mi piaceva andare con loro ai concerti di musica classica, balletto (ho ottimi ricordi dei concerti della Granja de San Ildefonso, all'aperto, nei giardini del palcoscenico).

Con i miei genitori, da bambina e adolescente, sono i migliori ricordi della mia vita.

Mi sono sentito molto amata, apprezzata e valorizzata. Mio padre ... professore di latino, professore associato all'Università nella Facoltà di Filosofia e Lettere (come si chiamava prima), mia madre, una studentessa di filosofia, già grande, con un giovane professore ... dovevamo nascere, i miei fratelli ed io.

La Facoltà di Filosofia, è lì che sono andata, i miei primi studi universitari. Amavo leggere i filosofi, non mi è mai pesato studiare in quella facoltà, il vertice della saggezza, la culla di tutte le scienze, quella saggezza che non trova limiti quando si tratta di comprendere, anche i grandi misteri che la scienza vuole svelare.

Ricordo che amavo leggere filosofi, non studiare, sì leggere, e rileggere l'opera di un filosofo è emozionante, perché ad ogni lettura scopri cose nuove, nuovi pensieri, nuove riflessioni, che ti fanno assimilare, in tutta la sua profondità, un intero sistema filosofico, che ti porta a idee, che ne risvegliano tante altre, che ti stupiscono quando scopri il loro rapporto con le altre, e costruisci schemi mentali autentici, complessi nella loro dimensione di significati, che ti aprono la mente, fino all'inimmaginabile, con la lettura di un Filosofo.

Questo ti dà saggezza nel pensare, sviluppa la tua capacità di trovare significato e apprendere la realtà, con il tuo pensiero, viaggiare lontano, ovunque tu voglia andare.

Sei libero nel pensare, libero nell'avventura di scoprire, navigando tra idee che ti stupiscono, ti risvegli alla complessità di un mondo, che ti appassiona, l'avventura della conoscenza e la grandezza della capacità di sognare e volare, oltre l'inimmaginabile.

E la Filosofia mi riporta alla memoria della mia infanzia, ricordo che quando ero piccola andavo alla Facoltà di Filosofia, con mia madre aspettavamo nei giardini che mio padre uscisse dal lavoro.

Dedicato all'insegnamento, professore presso l'Istituto, Dottore, che combinava l'insegnamento presso il Collegio Universitario Domingo de Soto di Segovia, con l'insegnamento presso l'Università Complutense di

Madrid e l'Istituto Jaime Ferrán di Collado Villalba, insegnante per vocazione, ha vissuto per il suo lavoro, il suo lavoro ha riempito la sua vita, ma gli è stato diagnosticato il Parkinson all'età di 63 anni, era una colonna portante per tutta la famiglia, una famiglia sana, non conoscevamo malattie.

Ricordo che a quel tempo alle persone con questa diagnosi veniva data un'aspettativa di vita di 12 anni, pensavo con sollievo che l'avrei avuto ancora al mio fianco per un altro decennio, non l'ho mai visto lamentarsi del Parkinson, ha continuato con le sue lezioni, finché non dovette ridurre il lavoro solo all'Istituto, ma non fu il Parkinson a farlo morire, fu un cancro allo stomaco, dalla diagnosi alla morte passarono tre mesi.

Non so se il cancro sia stato provocato dalla tristezza del prossimo addio alla sua vita professionale, per lui la pensione era come un addio alla vita, era la fine di una professione che lo riempiva di senso, una vocazione all'insegnamento.

Questa vocazione lo ha fatto affrontare il Parkinson, come non fosse malato fino a quando non è apparso il cancro, un paio di operazioni palliative per poter continuare a mangiare e, improvvisamente, nel giro di pochi mesi, sembrava che il Parkinson lo avesse divorato. Camminava a piccoli passi, strascicando i piedi e curvo, quel viso inespressivo, sembra che un'operazione indebolisca la persona in modo tale che, un Parkinson che prima non si notava, gli cambia il viso in modo fulminante.

Ma con forza di volontà, si è ripreso nei tre mesi di addio a questa vita. Ha potuto mangiare, camminare, abbiamo viaggiato per i paesi della Sierra Madrileña, per passeggiare; aveva riacquistato un'andatura normale, con passi normali, sembrava felice.

Nonostante sapessimo tutti che era la fine, abbiamo cercato di non farlo sapere a mio padre (la reazione tipica della famiglia, che cerca di evitare la sofferenza della persona malata di cancro, disperata che i medici non si mettano in mezzo e parlino troppo...

È successo alla mia famiglia, ed è la cosa peggiore, perché questa situazione portò quei tre mesi ad essere un addio, in fondo lo sapevamo tutti, lo sapeva anche lui, perché si sa, si vede, si percepisce in tanti modi. Tutti che soffrono per questa malattia senza poter abbracciare, o salutare, o dire un «ti voglio bene papà», un «grazie per il tuo amore, per essere stata la tua bambina per tutta la vita.»

Non parlare apertamente dell'argomento impedisce l'addio, è come se tra noi e lui ci fosse un muro di isolamento, quando stiamo tutti soffrendo per la stessa situazione, e quel muro impedisce l'addio tutti insieme, con espressioni di affetto.

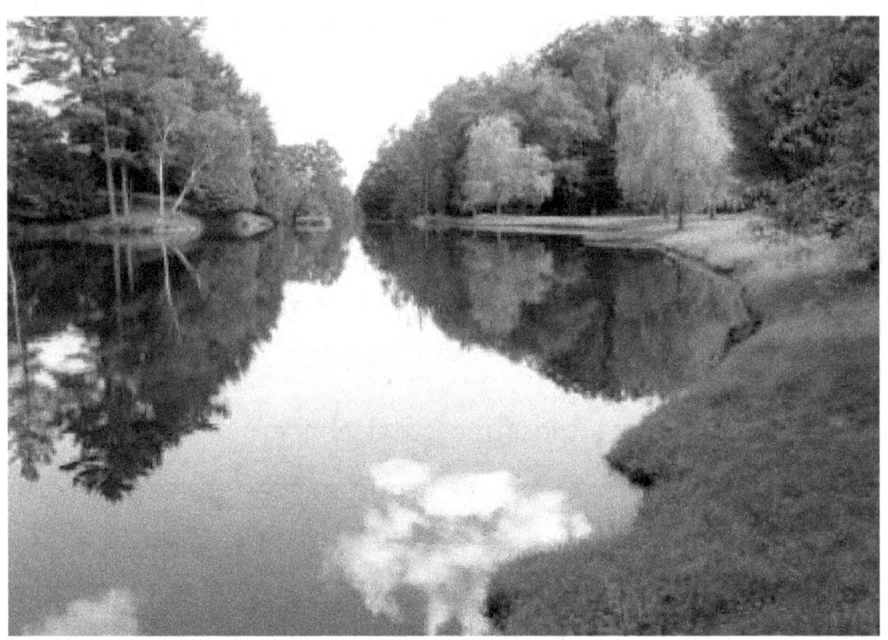

Quel muro di isolamento impedisce al tuo familiare di andarsene assistito con amore e, se ne va, da solo, accompagnato dalla sua famiglia, ma da solo.

Fino all'ultima notte, il mio sforzo è stato che mio padre non sospettasse nulla, né doveva dubitare o sapere che stava morendo, e gli ultimi giorni è stato visto piangere, con le lacrime agli occhi. Ma era impossibile abbracciarlo e guardarlo negli occhi, ascoltare il suo cuore, le lacrime che richiedevano amore e l'intimo accompagnamento della sua famiglia, accompagnare mio padre in quel passaggio dell'addio alla vita...

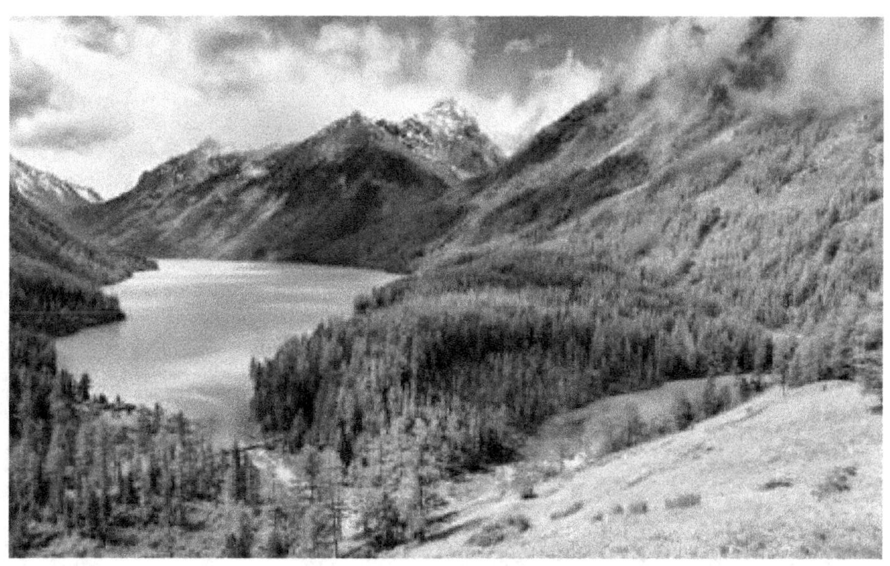

Ho deviato dall'argomento, ma ... mi è stato chiesto di dare testimonianza della mia malattia, e non posso farlo senza dare testimonianza di mio padre, che è stato un esempio di resistenza fino alla fine, il Parkinson non gli ha impedito di continuare con la sua vita.

È chiaro che per vincere la battaglia contro il Parkinson devi avere una vocazione, un percorso, una meta, che ti lega profondamente alla vita; non un legame che opprime, ma un legame che libera, perché il tuo restare qui, nella vita, ha un senso.

Mio padre non soffriva di Parkinson, né di cancro; la malattia fu causata dalla perdita di quel percorso, di quella vocazione che riempì tutta la sua vita, una vita dedita al lavoro.

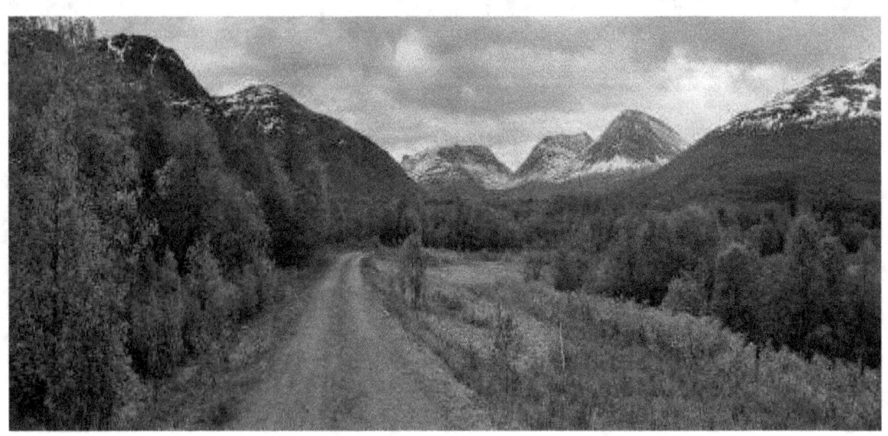

Il fatto che io abbia il Parkinson è una coincidenza, ho affrontato tutti gli studi genetici e non ho nessuno dei geni associati al Parkinson. Il fatto che io soffra di questa malattia, non è perché l'ho ereditata da mio padre, è un puro caso.

Sebbene a quel tempo non si pensasse che il Parkinson fosse ereditario, ho sempre avuto una paura irrazionale di avere questa malattia. Non so perché, c'era un'intuizione, qualcosa, un sesto senso dentro di me, che mi faceva pensare, anche sapere, che avrei sofferto del morbo di Parkinson.

Quel futuro che mi aspettava, l'ho sempre avuto in mente, io stessa non so perché. Mi sono vista con il

Parkinson, anni, molti anni prima di soffrirne, rispondevo a me stesso, nel mio dialogo interno ... mi rimangono ancora molti anni, inoltre non è ereditario, quella diagnosi shoccante potrebbe non riguardare me ... Quante volte me l'ho detto a me stessa?

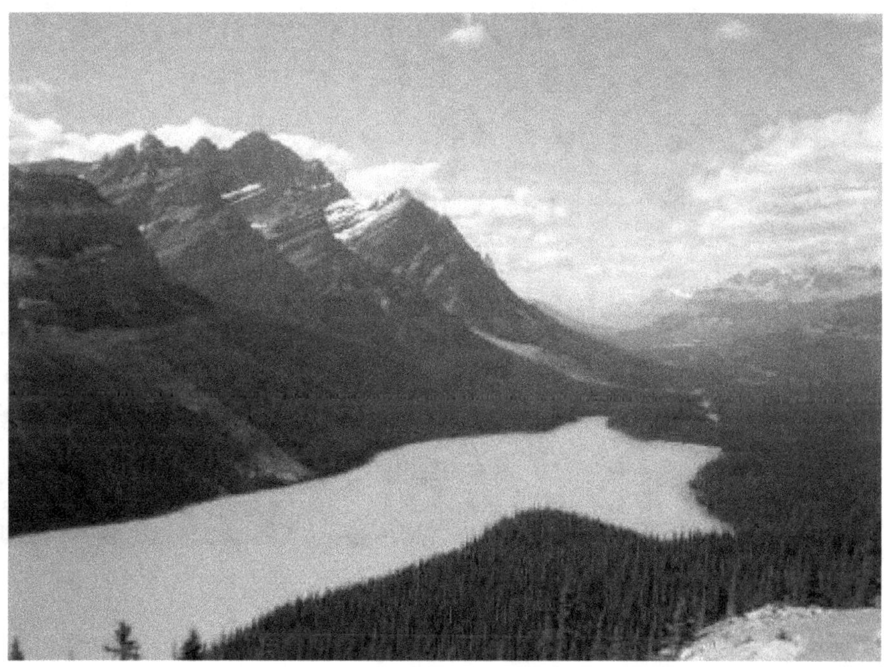

Dopo aver perso mio padre, una vita legata a mia madre, a 22 anni sapevo già cosa significa perdere un genitore; una persona accattivante, che aveva sempre alimentato la mia autostima. Se mi sentivo piena di affetto e apprezzamento, lo devo a mio padre, a cui dedico la dedica finale di un libro molto speciale "Learning with Emotions", dove chiudo il libro ricordando le persone care, ma il messaggio principale è "Altissima quaeque flumina minimo labuntur sono", che significa "I fiumi più potenti sono quelli che fanno meno rumore."

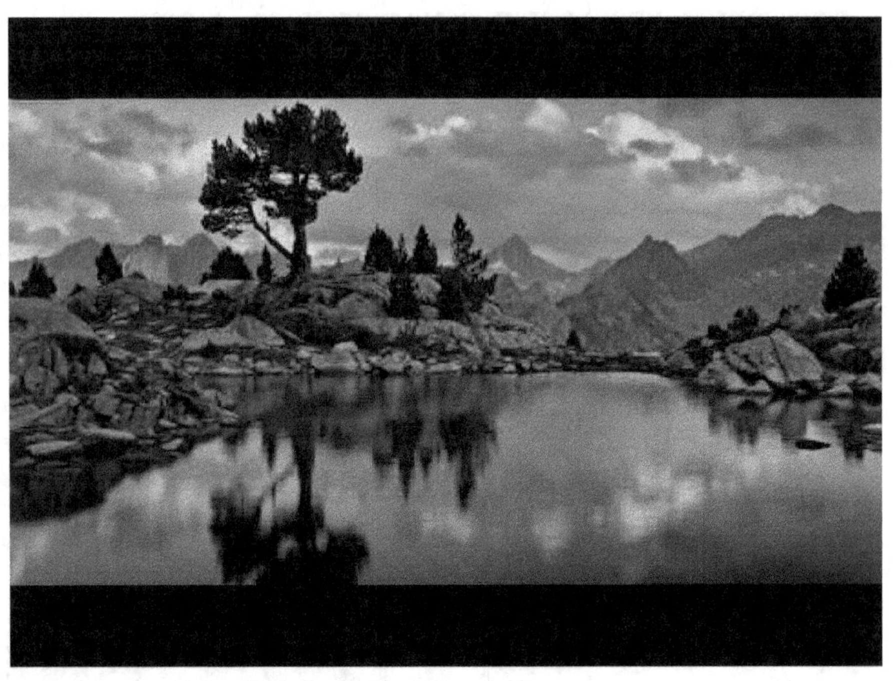

https://youtu.be/b2_rMQ4yAJU

Grandi persone, che attraversano questa vita senza fare rumore, ma sono grandi torrenti di acqua possente, persone imponenti, che nascondono la loro grandezza dietro una semplicità e un'umiltà che danno loro ancora più valore; eroi autentici che si vestono con abiti normali, ma dentro nascondono il mantello del supereroe, nascosto agli occhi degli altri. Per capire meglio, fai clic su questo link ...

A volte penso di aver avuto un'infanzia e una giovinezza di felicità, perché più tardi sarei stata colpita e toccata completamente dalle avversità; quel mondo che pensavo rosa, in cui mi sentivo eternamente protetta dai miei genitori, come il bambino che pensa che il presente è eterno e lo si sperimenta sempre da bambini.

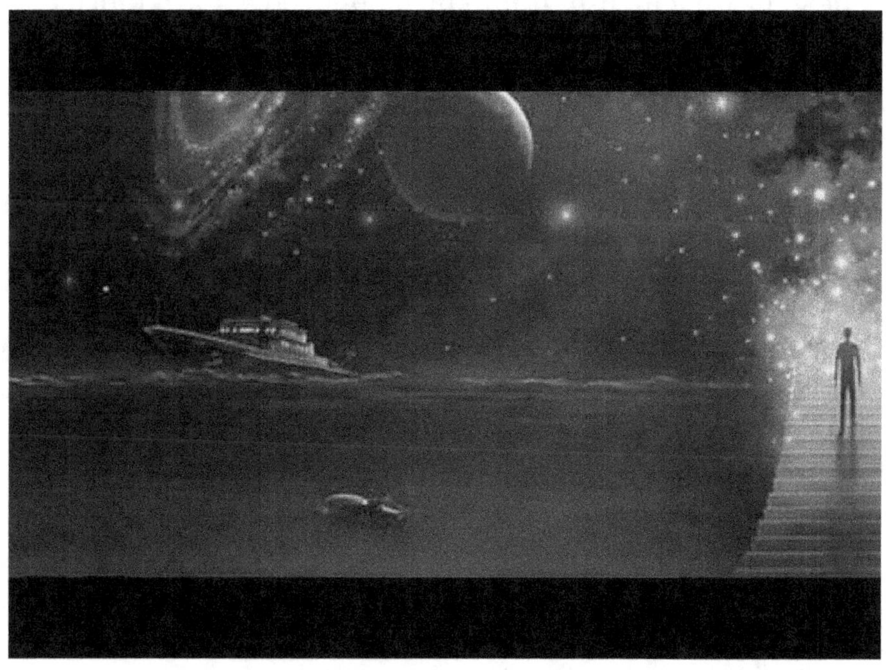

https://youtu.be/Bs-W_Hd1k9w

È curioso, non ho mai voluto crescere. Da bambina avevo già la nozione del tempo, mi sentivo fortunata ad essere ancora piccola, a non appartenere al mondo degli adulti.

Amavo la scuola, il mio primo giorno di scuola non è stato un pianto per l'addio alle mamme che lasciano i figli in lacrime. Ero una la minore di sei figli e guardavo sempre con invidia mentre i miei fratelli andavano a scuola e io restavo da sola a casa.

Il mio primo giorno di scuola è stato quel giorno tanto desiderato e atteso, il mio primo giorno è stato felice e non riuscivo a capire i pianti degli altri bambini; trascorsi la mattinata a chiedere a tutti «perché piangete?» Mi sembrava strano ed ero ancora più stupita quando ho sentito la risposta:

«Perché mia madre se n'è andata» ed io risposi «E perché piangi perché tua madre se n'è andata?» I bambini dissero, «Perché lei non torna» ed io non ci credevo e pensavo, «ma come può non ritornare? che sciocchezze ...» il mio stupore aumentava sempre di più, «ma come non torna?»

Chiedevo, senza rendermene conto, già da bambina, il primo giorno di scuola li vedevo praticare il metodo socratico, che attraverso le domande si scopre cosa c'è, cosa nasconde un interno, ma in questo caso non era mia intenzione aiutare, solo capire perché, nel mio giorno più felice, altri bambini piangevano....

Ma la verità è che mi sono sentita più felice quando ho visto che finalmente li avevo lasciati senza risposta, per aver detto a un'assurdità, «ma come tua madre non verrà a prenderti ... la mia viene e anche la tua, le mamme tornano!» «Davvero?» «Sì ...» e tutti smettevano di piangere.

Me lo ricordo come se fosse ieri; ci sono certi ricordi d'infanzia che rimangono, altri vengono cancellati, ma ricordiamo più facilmente quelli con la maggiore carica emotiva, o perché sono emozioni negative, di forte impatto, o perché sono esperienze cariche di quelle emozioni che tutti noi vogliamo provare.

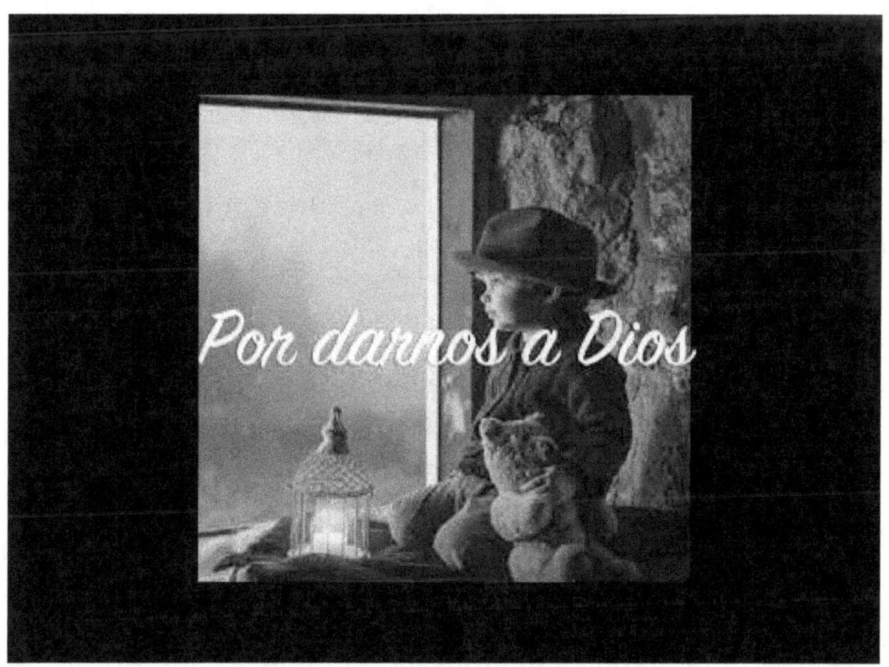

https://youtu.be/n_O_nyfMvNQ

Durante la mia infanzia, una fase di felicità, mi sentivo privilegiata di essere una bambina, non volevo che il tempo passasse, ero consapevole del mio desiderio di rimanere bambina per sempre, di avere i miei genitori e i miei fratelli per tutta la vita, di non crescere mai.

Ho visto come passavano le classi a scuola, gli anni si annunciavano uno dopo l'altro, quella vita color rosa avrebbe presto annunciato la sua fine, mi sarei risvegliata alla durezza della vita.

Ho scoperto che la vita è carica di tempeste, burrasche, uragani ... quando tuo padre riceve una diagnosi che annuncia un addio, quando vivi la sua perdita, ricordo che un pomeriggio siamo andati con lui al pronto soccorso, è entrato in ospedale con le proprie gambe e tre ore dopo, siamo uscite con un sacchetto di plastica con le loro cose, io e mia madre da sole, ho assistito al suo addio ... ho fatto una di quelle esperienze che non osiamo raccontare, perché chi non vuole credere, anche se è il maggior testimone del più grande miracolo di questo mondo, non ci crederà, dirà sempre che sono allucinazioni a seguito delle emozioni del momento ... e ho potuto verificare che chi non vuole credere non crederà mai.

Molte persone che subiscono la perdita dei propri cari, sperimentano e narrano questo tipo di esperienze, e si dice che abbia una spiegazione neurologica, si attivano certe aree del cervello che ci rendono inclini ad allucinazioni nei momenti di alta carica emotiva; ma è assurdo, potrebbe essere una qualsiasi specie di allucinazione, potremmo vedere i colori, sentire i suoni ... ma è il bacio di una persona cara, una sensazione, un'esperienza mai vissuta, in nessun momento prevista o cercata, a spiegarmi perché ho sentito quello che ho provato.

La mia preoccupazione era che a causa di questo desiderio che mio padre non soffrisse gli avevamo nascosto che stava morendo. Fino all'ultimo momento abbiamo cercato di farc in modo che non si rendesse conto che stava morendo, gli ho detto «papà, chiudi gli occhi e riposa, vedrai che quando ti sveglierai, ti sentirai molto meglio...» Stava respirando in agonia, quando ha smesso di respirare, mi sono improvvisamente preoccupata, povero papà, non lo abbiamo preparato per questo passaggio, ovunque si trovi avrà paura.

Ho letto lì, storie di santi in cui è raccontato come lo spirito del male attacca in quel momento di passaggio all'altra vita, cercando di rubare un'anima a Dio fino all'ultimo momento.

Ho sentito esperienze di persone che sono state a rischio di morte e, al risveglio, hanno raccontano che hanno visto il loro corpo dall'esterno ... tutto questo, che senti là fuori, non so come sarà. È chiaro che c'è vita dopo la morte, questo è un dato di fatto ed è anche di buon senso, perché noi siamo più del nostro corpo, la nostra mente è molto più del nostro cervello, il nostro organismo vivente non è in grado di spiegare tutto ciò che siamo, l'esperienza del proprio Io, della propria coscienza.

In effetti, l'essere umano è in grado di intuire tutta quella realtà, che c'è oltre questo mondo che ci viene mostrato.

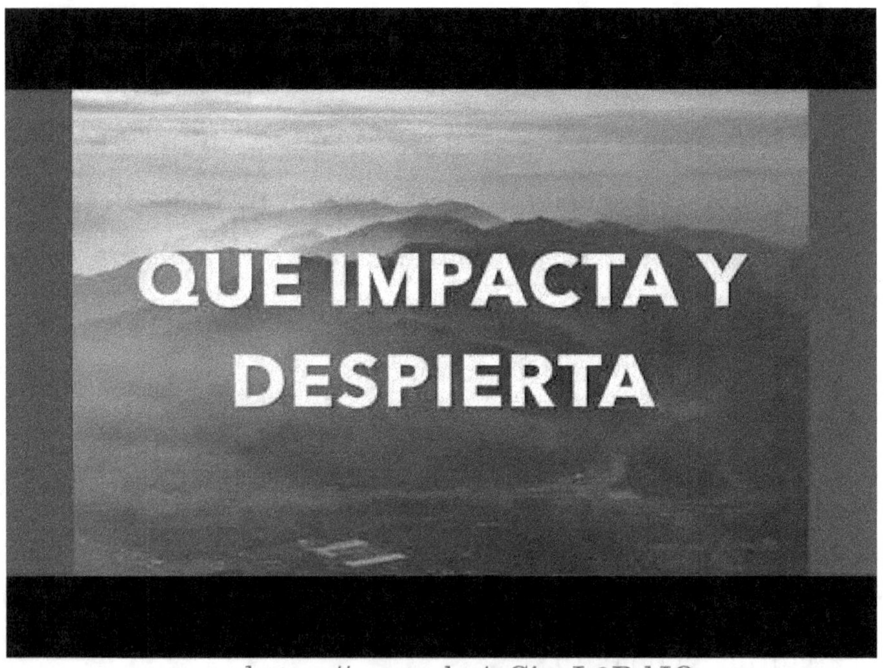

https://youtu.be/aCjzgL9RdJQ

L'essere umano nella ricerca del senso, che nel suo cammino esaudisce i desideri, che quando conquista un desiderio ne brama un altro, che quando ha tutto quello che vuole in questo mondo, continua a cercare, sembra che l'essere umano non sia soddisfatto ... ed è quello aspiriamo alle nostre origini, veniamo da Dio, è Dio che trascende il nostro essere e ci dona l'esistenza, veniamo da Dio stesso, la pienezza dell'Essere, dall'amore stesso, purché non sia lo stesso Dio che ci soddisfa, continueremo eternamente a cercare il senso, cercando una meta ed una direzione.

È ovvio che c'è un'essenza eterna che permea l'esistenza e che c'è più realtà di quella che i sensi ci mostrano, perché tanta incredulità quando si parla di queste esperienze? Una persona che tocca legno per evitare una disgrazia, una persona che non osa vestirsi di giallo, una persona convinta di aver avuto un malocchio, quindi non crede ad un'esperienza di un fatto accaduto e dimostrabile.

Ebbene, oggi devi essere coraggioso per condividere questo tipo di esperienze, perché altrimenti pensano che tu sia pazzo.

L'unica cosa che posso dirti è che data la mia preoccupazione di non aver preparato mio padre a quel momento di passaggio, ho cominciato a pregare, perché Dio è quel telefono che ci mette in linea diretta con i nostri cari, a parte questo mondo limitato, non c'è spazio e tempo, questo significa che né lo spazio ci separa, né il verificarsi del tempo, Dio è la stessa esistenza, quell'esistenza che mi dà l'essere, che trascende me e ogni essere, l'unione con I nostri cari sono in Dio, non ci può essere un'unione più intima e più preziosa, così possiamo dire che siamo più uniti ai nostri cari che ci hanno lasciato, più uniti di quanto non fossimo nella vita, perché possiamo parlare con loro, che sono già in Dio, fuori da questo mondo che ci separa e ci limita ...

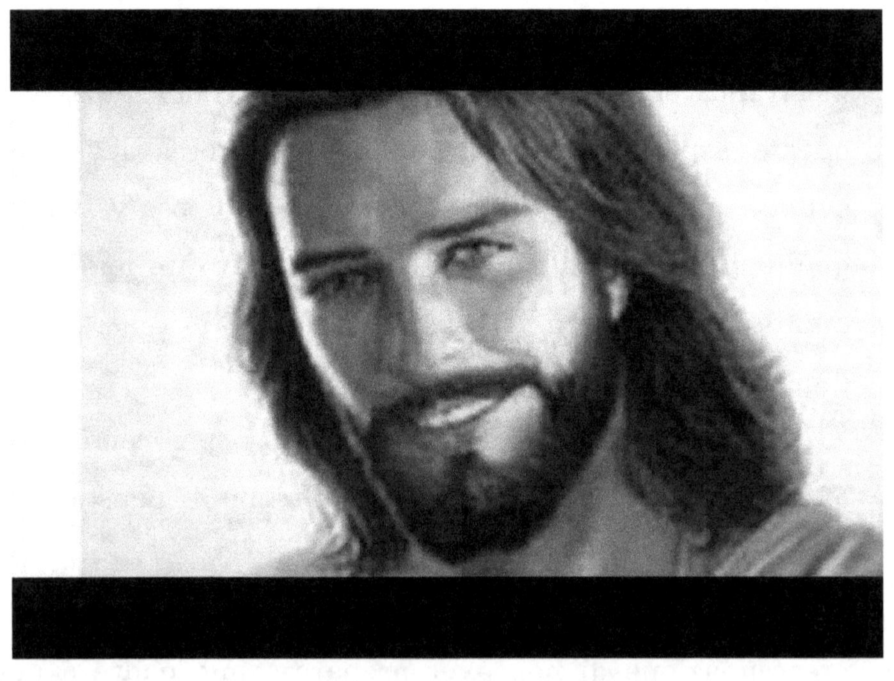

https://youtu.be/aF1hFgvlseI

Tornando all'esperienza di quel giorno, in una stanza d'ospedale, in quel momento in cui mio padre smise di respirare, io a soli 22 anni ed essendo per me un momento di pianto e dolore, ma pieno di amore di Dio e con Piena fiducia in LUI, ho cominciato a parlare con Dio, con quel Dio che tutti ci portiamo dentro, senza dubitare per un momento che mi stesse ascoltando per esaudire la mia richiesta.

In nessun momento ho dubitato che mio padre, attraverso Dio, mi stesse ascoltando, la mia preghiera era molto semplice: Gesù prenditi cura di lui, prenditi cura di lui Gesù, ora è con te.

Papà non aver paura, Gesù è con te, ti ama e si prende cura di te, papà non aver paura, ti amo moltissimo, non ho mai dubitato, ero sicuro di essere ascoltata, ma non pensavo affatto che stessi per vivere un prezioso miracolo, un'esperienza che non rientra in nessun tipo di allucinazione, ho sperimentato una comunicazione autentica, quella di cui parlo tanto, una comunicazione senza parole che è puro sentimento.

Mentre recitavo la mia preghiera, ho sentito un tocco sulla mia guancia, un tocco senza toccare, non è come quando qualcosa ti tocca, era come un tocco che ti trafigge la pelle, non si scontra con te, ma tu lo senti, la tua pelle percepisce, sente, non è una cosa materiale, ma percepisci qualcosa che è tatto, non ci sono parole per spiegare, sulla mia guancia ho percepito un tocco, un tocco che attraversa la pelle, molto leggero, accompagnato da un sentimento d'amore dentro di me, Amore verso di me, che qualcuno mi ha spiegato come si può sperimentare l'amore dentro di te che ti è estraneo, non viene da dentro di te, ma ti raggiunge.

Ma ancora di più è stato amore misto a gioia, Gioia? Non ho mai provato gioia dentro di me e, ancor meno mentre piango e piena di dolore, sento il tocco di un bacio che si manifesta subito in un sentimento d'Amore misto a Gioia, ma la cosa più sorprendente, più preziosa è che ho sentito mio padre, ho vissuto mio padre dentro di me, era mio padre che provava gioia ... e mi ha fatto sentire quell'amore che lui provava nei miei confronti. Ho scoperto che puoi essere pienamente unito a qualcuno senza parole, senza linguaggio ... le parole non sono necessarie per trasmettere emozioni, che sono l'esistenza autentica, ciò che chiamiamo Essere, ciò che è, quel Dio che ci dà l'esistenza in ogni momento, è un'esistenza amorevole, Dio ama e dona felicità e gioia con l'Amore.

Questa esperienza è durata pochi secondi, mai nella mia vita ho sperimentato nulla di simile, né prima né dopo, non importa quanto voglio provare, sperimentare di nuovo, non sono in grado di provare gioia, che è più dell'allegria.

Tutto ciò che ti sto dicendo ha molto a che fare con il modo in cui affronto il Parkinson, e ha molto a che fare con il gran numero di possibilità che le nostre emozioni ci offrono, per combattere questa malattia, che ripeto, la chiave per affrontare e superare sono le nostre emozioni, quella realtà profonda che in fondo siamo, esseri che sentiamo.

Prima reazione alla diagnosi:

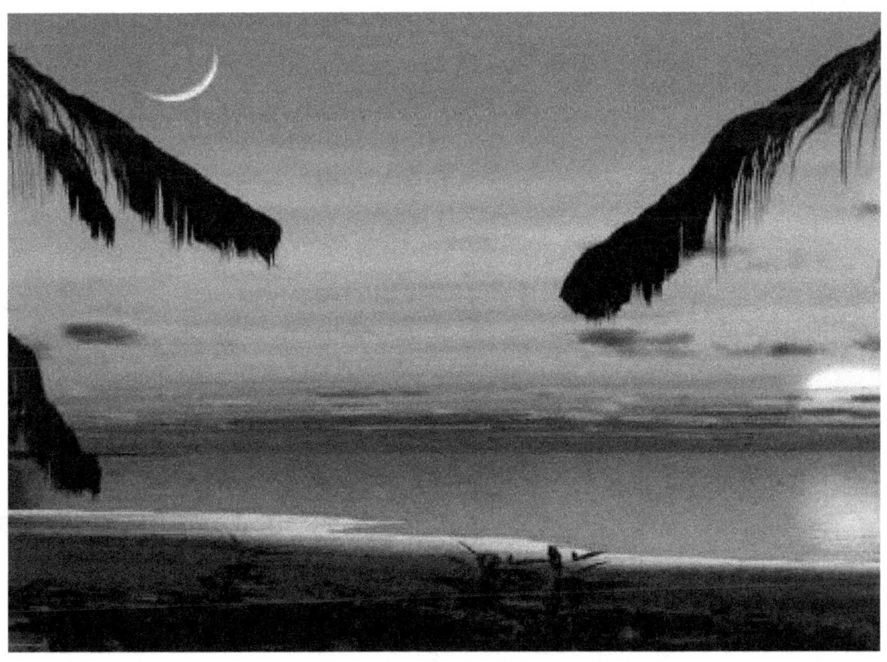

Un'altra fase della mia vita in cui la tempesta colpisce duramente per rimuovere il tuo io più profondo è stata la diagnosi di cancro a mio marito, nello stesso momento in cui mi è stato diagnosticato il Parkinson, in un momento in cui la vita ci sorrideva, eravamo in procinto di cambiare casa, una casa luminosa, spaziosa, con giardino, lo stesso giorno in cui doveva essere firmato il mutuo, mio marito ha ricevuto la diagnosi, un cancro con prognosi infausta, molto aggressivo e ad alto rischio di recidiva, quasi testa o croce, devo dire che oggi abbiamo superato la fase di tanto rischio, va alle visite di controllo, e dopo i timori iniziali, dopo ogni visita, proviamo il sollievo di sapere che va tutto bene.

Questa diagnosi di mio marito, in un primo momento mi ha fatto sopportare da sola l'impatto della diagnosi del Morbo di Parkinson, l'assimilazione di quella malattia, già a me nota e temuta, per quell'intuizione che mi perseguitava, il fantasma di un Parkinson che mi perseguitava nel mio intimo.

Senza sapere perché, il mostro del Parkinson, che aveva fatto irruzione nella vita di mio padre, ora mi aspettava, un grande mostro mi aspetta, faccia a faccia, corpo a corpo, intimidatorio, ora ero la preda di questo mostro, che mi stava guardando faccia a faccia, nel mio intimo più profondo, volendo prendere il controllo della mia vita e di me stessa, il mostro se ne era andato con l'ultimo addio ad un padre affettuoso, ma ora, stava uscendo per incontrarmi in un momento in cui tutte le cure e il sostegno erano per mio marito, ricoverato in ospedale e in lotta per la vita.

La mia vita si presentava come la più grande tempesta a me nota, era un autentico nuvolone nero.

Ero nel mezzo di una tempesta, con un bambino molto piccolo, frutto del nostro amore, con l'illusione di una nuova casa, una nuova tappa per la nostra famiglia.

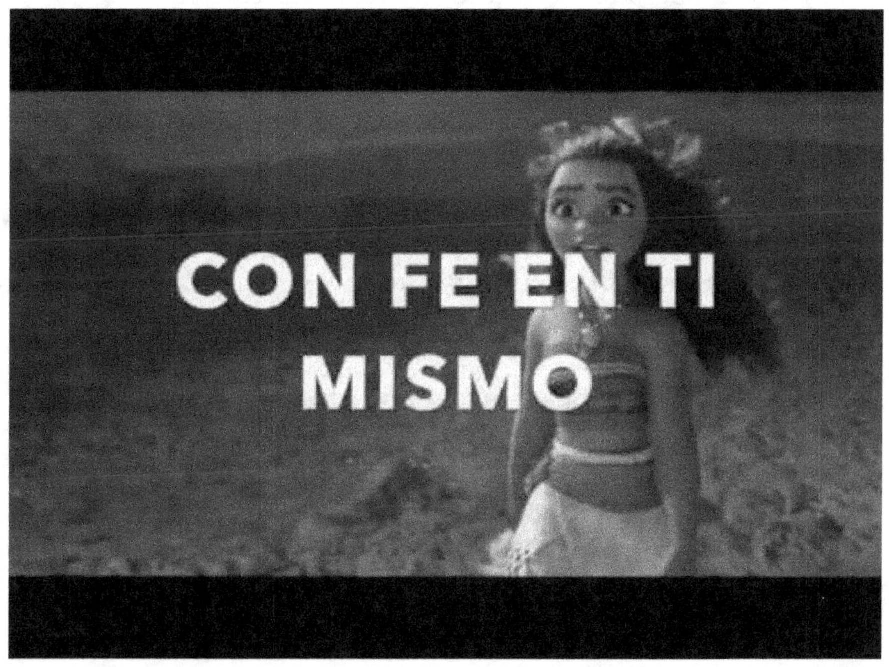

https://youtu.be/0KtpcmBrpMU

Quella che giorni prima era una fase della vita aperta alla speranza e alla felicità, una vita nuova e migliore, si era capovolta, tutto era andato storto, tutto era scomparso. Avevo voglia di piangere, cercavo momenti di solitudine, per sfogarmi e lasciarsi andare quelle lacrime che avevo trattenuto per tutto il giorno, in modo che gli altri non le vedessero.

Come prima reazione, il Parkinson viene vissuto come un vero mostro che si impossessa della tua vita.

Ho sempre avuto questa paura irrazionale di avere il Parkinson, ma arriva il giorno in cui ti viene comunicato e non ci credi, Il Parkinson ... io? Impossibile! Una reazione di negazione, qualcosa che aleggiava nella mia testa diventava realtà, è sufficiente che sia un fatto, qualcosa che sta accadendo, perché pensi che sia qualcos'altro, perché neghi che possa accadere proprio a te, la tua mente fugge da tale dolore alla ricerca di altre possibili cause, altre diagnosi che potrebbero fornire una spiegazione.

Ho provato un misto di emozioni, note a me come psicologa, per averle osservate nei miei pazienti, per averne letto, ma quando le avversità hanno un impatto completo sulla tua vita, è già una conoscenza che ti dà la vita, diventa un'esperienza intima che cambia la persona.

Diagnosi di Parkinson a una Neuropsicologa:

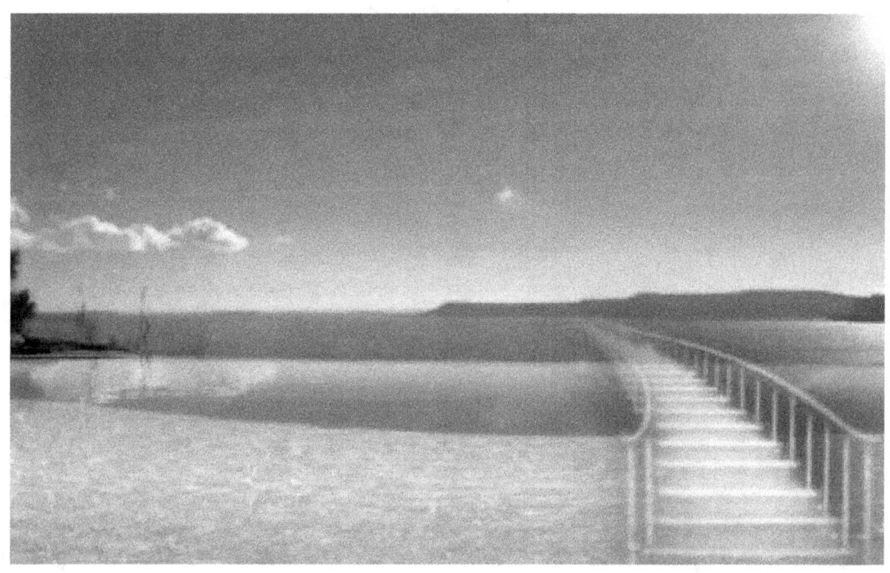

Essere una Neuropsicologa ti rende più sensibile ad una diagnosi di tipo neurologico, l'impatto è maggiore; una diagnosi di Parkinson non può essere meno di così, l'impatto è grande.

Mio padre era protetto perché non sapeva veramente cosa fosse il Parkinson in tutta la sua profondità e complessità, ma nel mio caso mi trovavo di fronte ad una diagnosi che mi era ben nota come professionista e come figlia di un malato di Parkinson.

Quanti pazienti con Parkinson ho visto, così tanti, così tante vite che affrontano l'impatto della diagnosi e affrontano la malattia in tutte le sue fasi ...

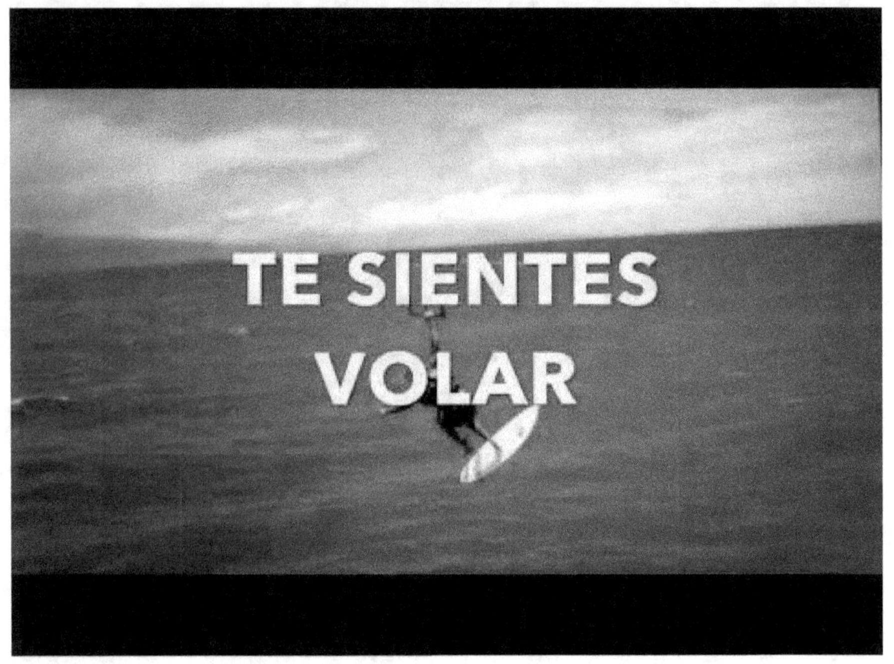

https://youtu.be/O49W1ewOh_4

È inevitabile vedere me stessa in ogni paziente che incontro con questa diagnosi. E non ci sono due casi di Parkinson uguali! Non sai mai come si evolverà nel tuo caso, sia in velocità che in grado di gravità, ma il confronto è inevitabile.

Un caso che mi ha colpito in pieno, un paziente che ho valutato con uno studio neuropsicologico richiesto dalla neurologia, aveva iniziato con questa diagnosi alla mia stessa età, che ha attirato la mia attenzione, aveva dieci anni più di me. In lui mi vedevo tra dieci anni, pur sapendo che non devo seguire gli stessi passi, ma l'irrazionalità della paura e la paura di ciò che sta per arrivare, è inevitabile, ti porta a confrontarti e cercare di scoprire la tua possibile evoluzione in base a casi che tu stessa stai curando.

Un paziente che inizia alla mia stessa età, ma dieci anni più vecchio, con una disartria notevole che rende molto difficile la comunicazione; linguaggio comprensivo intatto, ma linguaggio espressivo gravemente affetto da problemi motori nei muscoli che consentono la fonazione con una corretta articolazione delle parole.

Sono crollata completamente, mi vedevo tra dieci anni, senza poter esercitare la mia professione, una Psicologa con disartria è come un uccello senza ali, devo dire che lo studio neuropsicologico è stato buono, ottimi risultati, persona intelligente e senza deterioramento cognitivo ... questo mi ha reso ottimista, ma la disartria! Mi riempì di terrore.

E una premessa di base è non fare il confronto con altri casi, che potrebbero essere molto diversi dal tuo per evoluzione e prognosi.

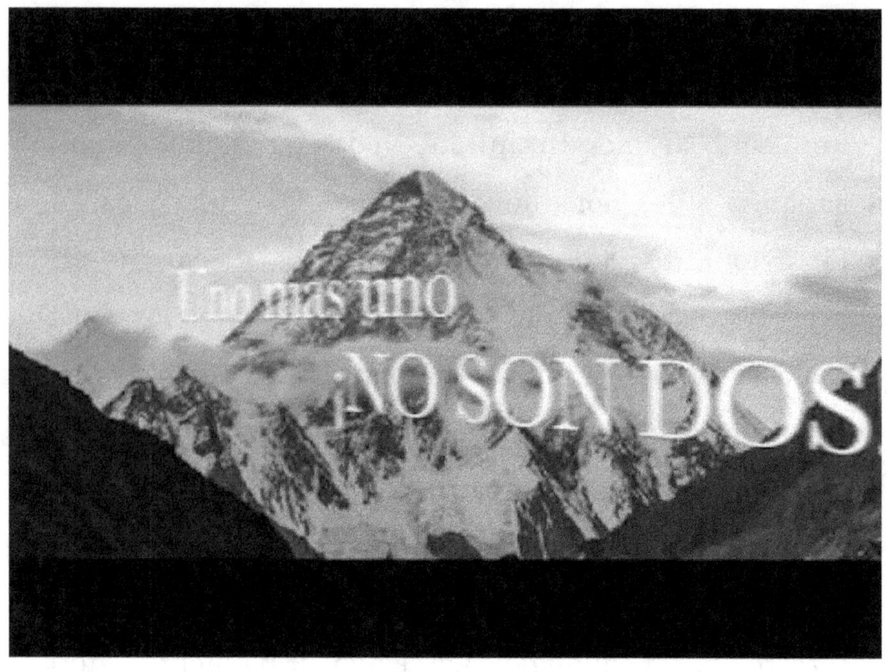

https://youtu.be/d9qFBIJqtz4

Una pausa nella lettura, scoprirai cosa significa questa frase: "Uno più uno non fa due", e capirai che affrontare una diagnosi di Parkinson è la dimostrazione di una verità più profonda e più reale, è questa:" Uno più uno sarà qualunque cosa tu voglia che sia."

Dalla negazione all'accettazione

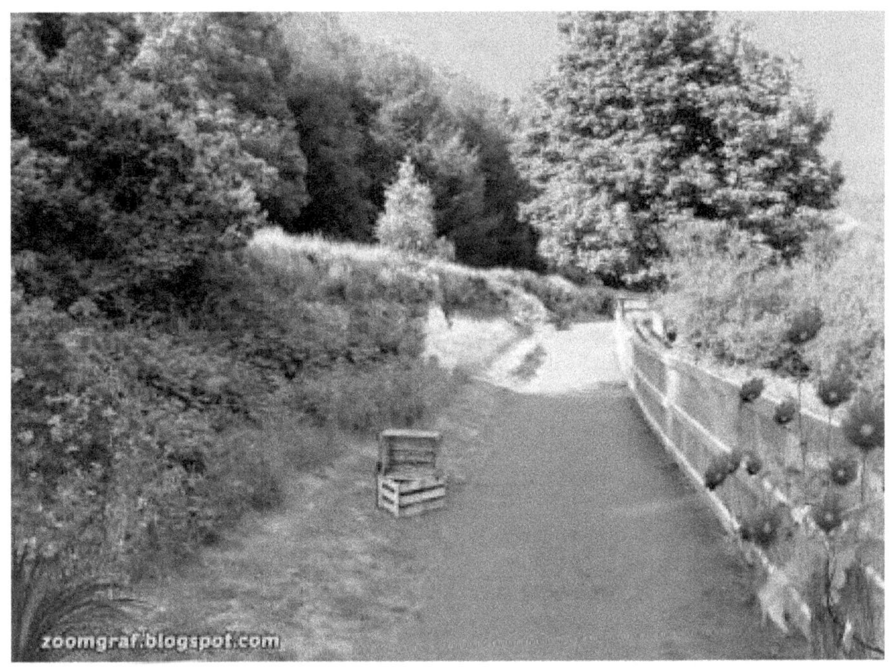

È difficile per me scrivere di una realtà così complessa, di come un'intera vita si trasforma dopo una diagnosi ad alto impatto emotivo; è sorprendente, ma ti cambia completamente, c'è un prima e un dopo. Ricevere la diagnosi di una malattia neurodegenerativa è così forte, che ti scuote, ti scuote dentro, rompe la tua vita tranquilla come l'avevi pianificata, una vita normale e prevedibile ...

Da un giorno all'altro si trasforma, la realtà cambia, come ti senti con te stessa e il mondo intorno a te è diverso, tutto sembra diverso, io vivo me stessa con stranezza, c'è qualcosa che ti invade completamente, che prende Il possesso del tuo essere ti lascia bloccata per un momento, incapace di reagire.

Ti senti sopraffatta da una diagnosi troppo grande per te, che rompe tutti i tuoi schemi mentali e tutta la tua vita, il senso stesso della tua esistenza, sembra come se avessi perso il mio punto di appoggio, il mio nord, il mio riferimento, ciò che fa in modo che tutto abbia un significato, che tutto abbia un perché.

Ma tutto è oscurità, autentica bocca di lupo, senti che la tua vita ha un compagno inaspettato e indesiderato, c'è un noi che è rimasto nella mia vita, con un te che si mostra mostro mostruoso, dei mostri di questa vita, è tra i peggiori.

Respiro paura attraverso tutte le mie viscere, sembra che la vita tanto agognata, il mondo emotivo e dei tuoi sogni ti aspetti per svegliarti da questo letargo invaso dalla paura, la vita chiede uno STOP alla sofferenza, la vita chiede uno STOP all'agonia, un grido vuole uscire da dentro di te.

Non puoi più soffrire, la vita chiede la liberazione, la vita chiede di vivere, VIVERE, recuperare la mia vita dove l'avevo lasciata prima della diagnosi, scrollarmi di dosso questa sensazione di stranezza, svegliarmi dall'incubo, la vita va avanti ...

La vita chiede amore per la vita, amore in abbondanza, la vita ti chiede di uscire dalla tua agonia, di rivelarti contro le avversità e di renderti libero, libero di amare.

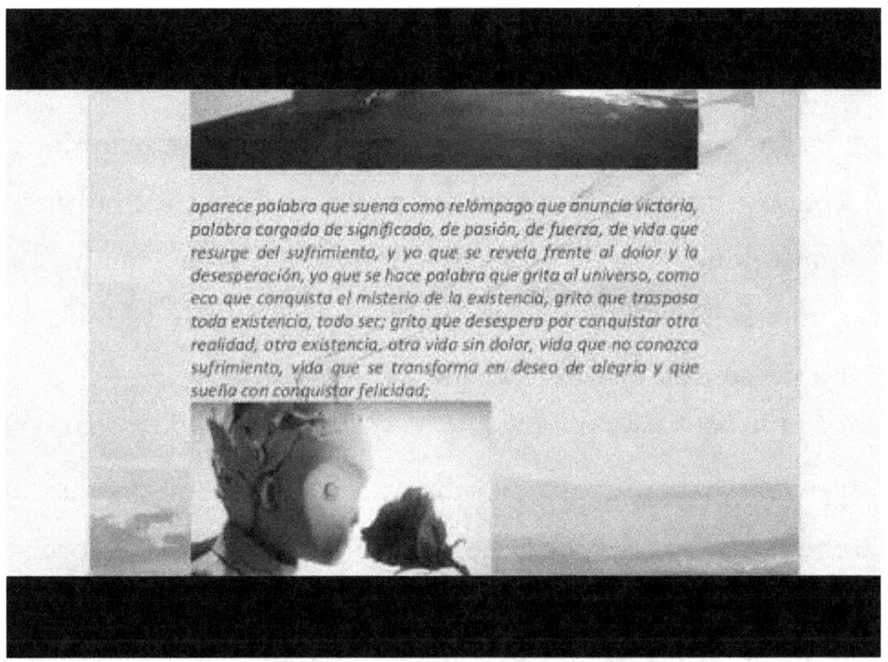

https://youtu.be/wZzWHyHh7v8

È come se tutta la sofferenza, tutta l'angoscia, tutta la rabbia provata da una diagnosi che non vuoi, diventasse una forza che ti fa crescere, provi cosa significa sentirti libero, all'improvviso ti svuoti di ogni desiderio, ogni attaccamento, ogni inquietudine che non sia abbandonarti all'amore, ti senti spirito libero, niente ti lega a nulla in particolare, non chiedi più niente per te stessa, scopri un percorso, un significato, un sentiero ...

Essere colpita dalla vita, dopo un primo momento di disperazione e dolore, ti rafforza, è come se ti svegliassi per quello che sei veramente, scopri la tua profonda essenza, ti sorprendi piena di forze che ti danno le ali per volare in alto, senti una profonda serenità di chi esce da sé stesso, per guardare l'altro.

Incredibile trasformazione, ti senti come un'aquila che vola di fronte ad ogni tempesta, burrasca o uragano, qualunque cosa accada, ti sembra di essere in un'altra dimensione, in un piano dove niente ti fa più male, la vita ha preso una svolta radicale e inaspettata.

I tuoi occhi si aprono, vedi la tua vita con un'altra prospettiva, più ampia, che racchiude di più, senti una chiamata, una vocazione ... per aiutare tutti coloro che soffrono di malattie limitanti, progressive, neurodegenerative, croniche, qualsiasi tipo di patologia che porti sofferenza, vuoi alleviare la sofferenza degli altri e seminare felicità.

Vuoi inviare il messaggio che PUOI essere felice qualunque cosa accada nella tua vita, bella o brutta, puoi sempre decidere di tormentarti e soffrire l'agonia nella vita, oppure decidere di svegliarti a quella nuova vita che ti aspetta, piena di significato, concentrata su l'altro, risvegliarti all'illusione di aiutare, seminare, creare, innovare, collaborare per abbellire questo mondo con i grandi valori che ci rendono umani.

Diventi più sensibile per apprezzare la bellezza che ti circonda, impari ad apprezzare ciò che è veramente importante e scopri ciò che è solo rumore dentro di te, preoccupazioni che non sono NULLA.

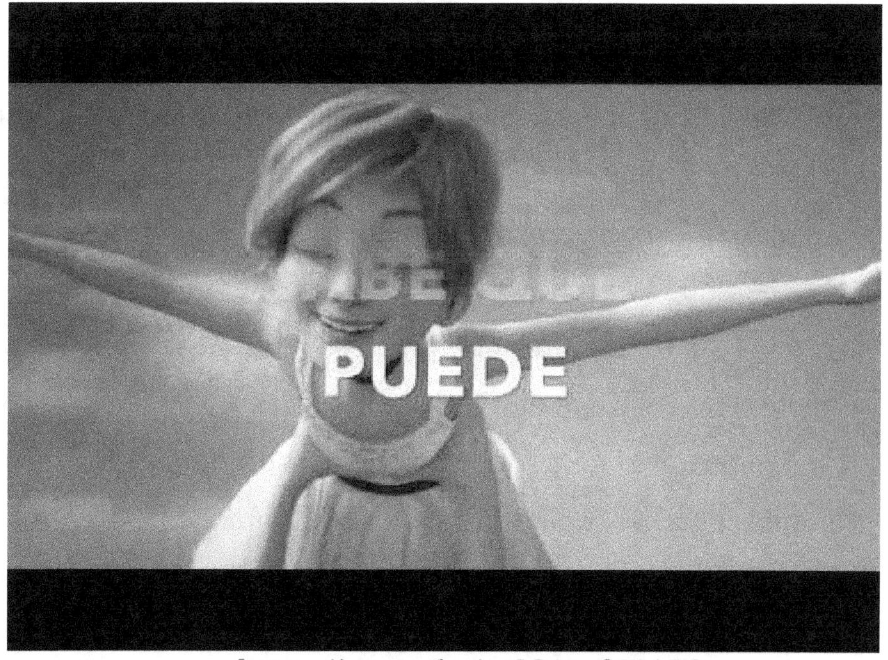

https://youtu.be/x3N29zQNAIQ

Cambia la tua scala di valori e il tuo elenco di bisogni, si riduce drasticamente perché non chiedi più nulla dalla vita, solo camminare per la tua strada, percorrere i sentieri che ti si aprono, incoronare montagne, vincere le onde, domare le tempeste. Scopri la vita come una grande avventura, come una grande sfida che ti mette alla prova ogni momento, ogni momento in cui ti senti libera di amare, di dare il meglio di te stessa.

Grande mistero, come ciò che viene presentato come un male, come un'autentica tragedia che ti toglie la vita, come può diventare fonte di fortuna e felicità; come il dolore e la sofferenza risvegliano quella persona che siamo veramente, perché la sofferenza rende le persone straordinarie per la loro capacità di superare le grandi avversità di questa vita,

Perché la sofferenza abbellisce la parte interiore di una persona? Perché, quando la vita ti svuota di tutto, ti riempie di forze interiori? Perché, quando la vita vuole portarti via i tuoi sogni, ti vedi volare oltre dove sono i tuoi sogni? Perché puoi soffrire ed essere felice allo stesso tempo? Perché la vita ti porta il suo opposto, al culmine della crescita personale, quando la vita ti costringe a maturare, tutta la realtà ti mostra il suo opposto, rompendo ogni schema mentale che ti lega a questo mondo limitato e che annuncia altre realtà che trascendono tutta l'esistenza.

Sotto il dolore trovi la serenità profonda, dopo la paura e il timore, trovi la certezza, la sicurezza, l'estrema convinzione, la disperazione ti mostra la stella in quanto ti mostra la strada che ti riempie di speranza, la sofferenza ti apre le porte della felicità ... come è possibile? Che cosa sta succedendo? Perché?

Viviamo in un mondo che è pura apparenza, che sembra quello che non è, che si mostra solo nella sua essenza, quando la vita ci toglie tutto, all'improvviso vediamo, sentiamo, sperimentiamo, ciò che non abbiamo mai visto, sentito e sperimentato, come può essere meravigliosa la vita dopo una diagnosi di Parkinson? Perché?

Perché cresci, ogni sofferenza diventa una forza interiore che si rivela contro ogni sofferenza, ogni lacrima versata si trasforma in passione per la vita, in lotta per la vita, per recuperare il vero vivere, la vita si scopre piena di significato nella sofferenza che ti fa risvegliare all'amore, nasce dentro di te una nuova vocazione, oppure scopri quella che già avevi che ora si risveglia e scaturisce da dentro.

Nuova vocazione che fa una nuova persona che ti porta alla rinascita interiore; vocazione che risveglia la tua volontà di superare tutte le sofferenze altrui, donando amore e felicità, trascinando gli altri che soffrono a scoprire la via della felicità, della vera felicità, che non è realizzare tutti i desideri, ma valorizzare ciò che siamo, sentendoci fortunati di essere liberi di amare.

Voler trasformare il mondo tracciando la strada per gli altri, andando avanti, aprendo la strada. Una diagnosi che sembrava averti portato via tutto, ti restituisce tutto, la tua vita non è più quella che era, è cambiata, c'è un prima e un dopo da quando il Parkinson è entrato nella tua vita.

La tua vita prende una svolta radicale, il futuro che sembrava diventare incerto, il presente presenta tutto il dolore, vivendo la crisi emotiva in tutta la sua crudezza.

La vita ti sorprende con una malattia che attacca il tuo cervello, sembra che tu abbia perso la normalità ed ogni appoggio, sembri pieno di paure che cercano di disintegrarsi, fino a scioglierti nel nulla ...

Il sé, che è arrivato a sentirsi debole, vulnerabile, fragile, il sé colpito dalla durezza della vita, ora si mostra senza preoccupazione, senza paura, senza turbamento, perché ora la serenità è ciò che sente.

Quando l'avversità ti guarda, è come se ti stesse scagliando una freccia insidiosa; come Cupido simboleggia l'amore, l'avversità è dolore e impotenza, sentirsi incapaci di decidere la successione degli eventi nella tua vita, le avversità ti fanno vivere il mondo come incontrollabile.

Sembra che quello che succede nella tua vita non dipenda da te, semplicemente lo trovi e soffri, non l'hai scelto, ma dovevi conoscere, sentire e comprendere le avversità in tutta la sua crudezza, ma quando arriva quel momento in cui la goccia fa traboccare il vaso,

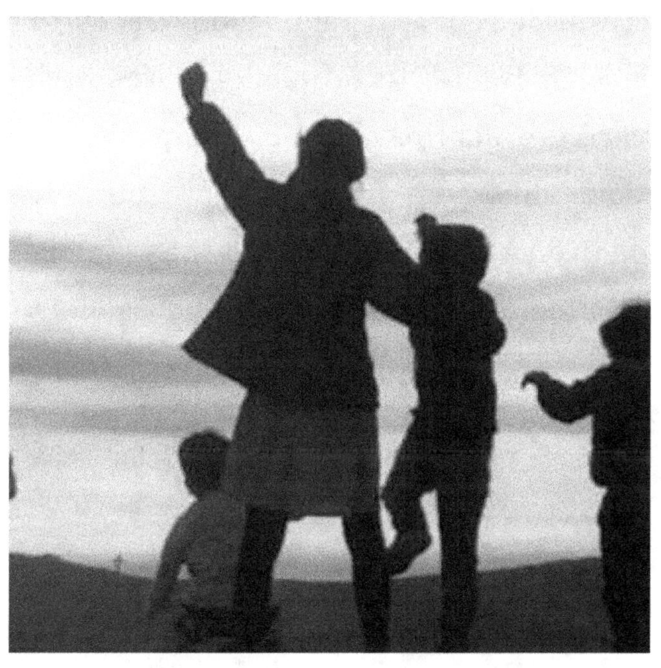

In quel momento in cui sembra che non ne puoi più, ti ritrovi libera di fronte a tutte le avversità, ti ritrovi padrona del tempo e degli eventi, ti accorgi che gli eventi della vita ti fanno male solo se resti sola, solo se ti fai vincere dalla schiavitù delle avversità che non vuoi, quando ti ribelli contro di essa.

Ma se cresci, se accetti le avversità in tutta la loro asprezza, se accetti la diagnosi del Parkinson e ti liberi da ogni negazione, allora ti liberi dal non posso.

Affronti il mostro faccia a faccia, affronti quell'onda gigante che sta arrivando, ti arrampichi coraggiosamente sulla cresta dell'onda, ti rendi conto che tutto quel vento che viene di fronte, tutte quelle emozioni che ti hanno fatto vacillare dentro, quel dolore, quella rabbia, quella sensazione di essere invasa dalla paura di un futuro incerto, diventa la forza del vento che ti spinge, una forza carica di ardore, coraggio, passione per la vita.

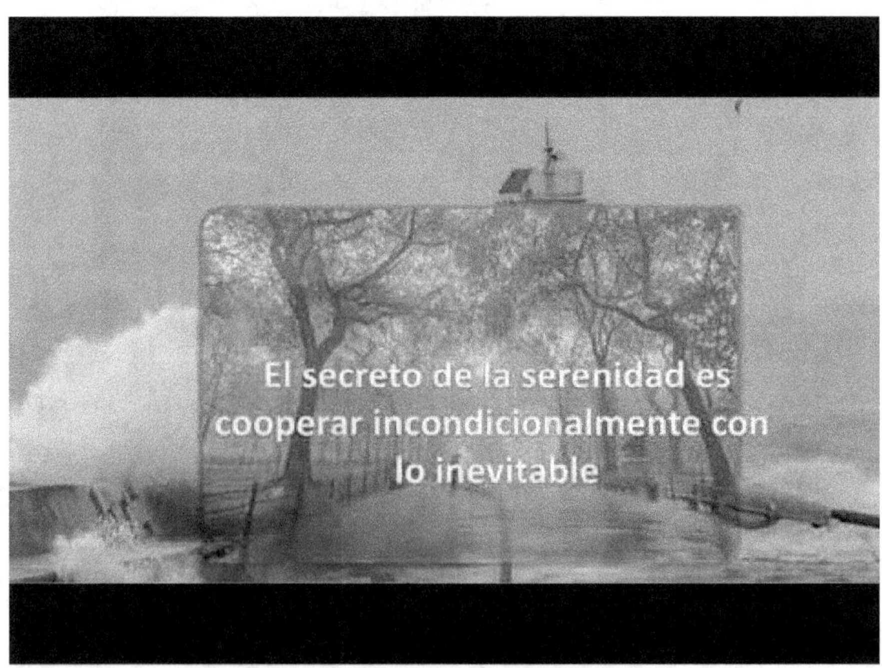

https://youtu.be/86HNpA_Dbls

Dal momento in cui accetti quell'avversità che ti è apparsa come un mostro che si è impossessato di te, in quel momento cresci, diventi più grande di ogni paura, il mostro si inchina alla tua fede, alla tua certezza, alla tua convinzione di sapere, senza spazio per i dubbi, con una Fede travolgente, nella tua capacità di superare le avversità e vincere, quando intraprendi un nuovo corso, un nuovo percorso, prendi la forza dell'onda e usi il potere della tempesta per diventare padrona della nuova direzione.

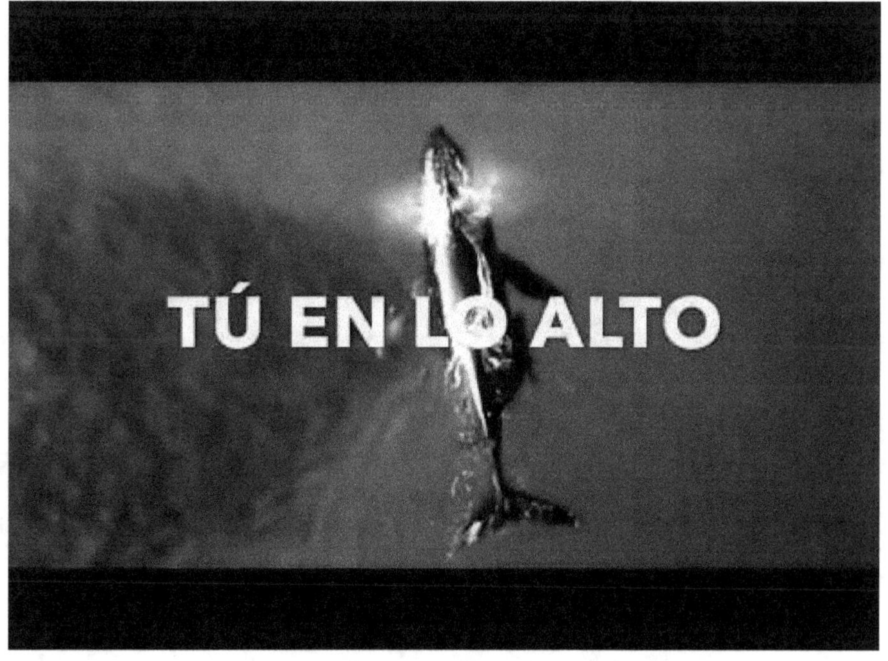

https://youtu.be/xEjY-eikDwE

Un nuovo riferimento, scopri una vocazione che ti riempie e carica di significato la tua vita, quanto eri sull'orlo del baratro che ti minaccia di sperimentare la mancanza di senso che cancella ogni percorso, quando la crisi delle emozioni che si innescano ti tengono occupata la mente con il mostro, quando sei completamente in quell'interrogatorio che precede la BASTA! sofferenza, il Perché a me? il Perché io?

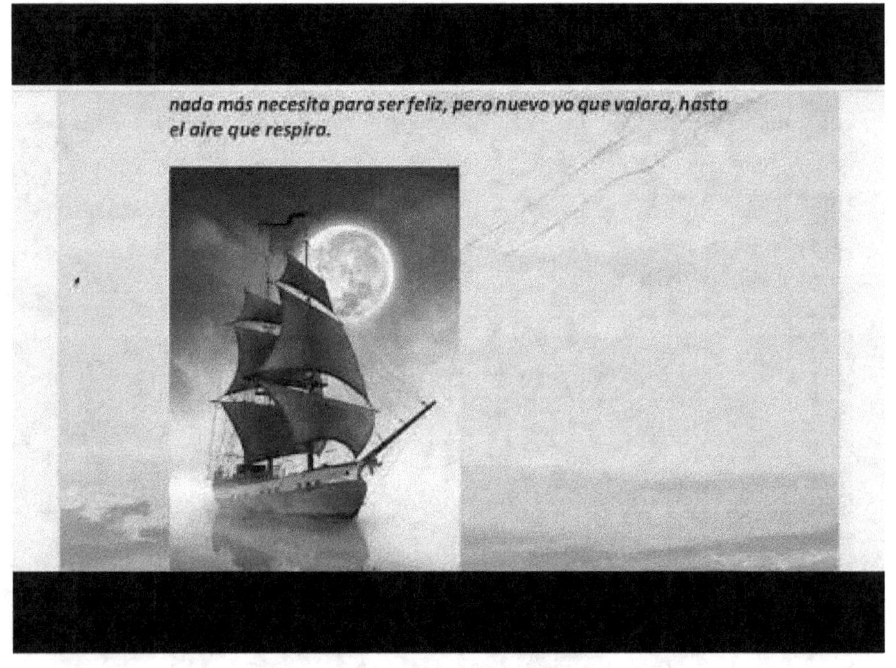

https://youtu.be/I8XcriTfHfU

Che ti lascia dominare dal mostro di Parkinson, quando affronti e guardi senza paura, riconosci la malattia, la accetti, in quel momento ti liberi e scopri quel seme di avversità che è entrato nella tua vita, quel seme che si è piantato nel tuo cuore con dolore, quel seme innaffiato dalle lacrime dell'insensatezza, nel momento in cui affronti il mostro del Parkinson, lo accetti senza paura.

In quel momento quel seme germina, dà frutti, cresce con petali preziosi che ti fanno vivere la bellezza, dopo quello che sembrava un temporale, si scopre un vero paradiso.

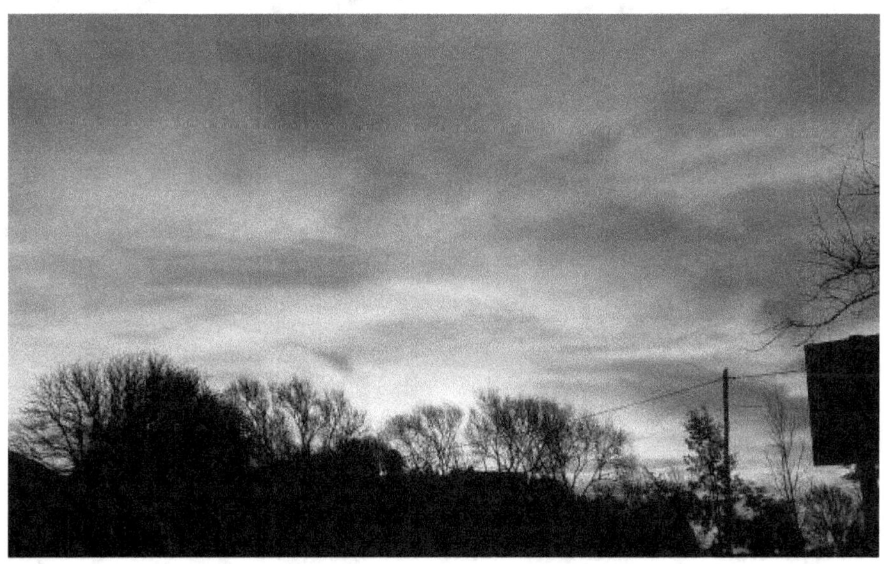

Ogni petalo che ha respirato dolore, viene caricato di ossigeno, di quell'aria fresca che ti fa sentire l'impatto della vita, la passione per la vita, petali che rivelano forza, ogni spina, germoglia e diventa un petalo di rosa, petalo che nasconde la forza sotto quella bellezza che dà la sofferenza.

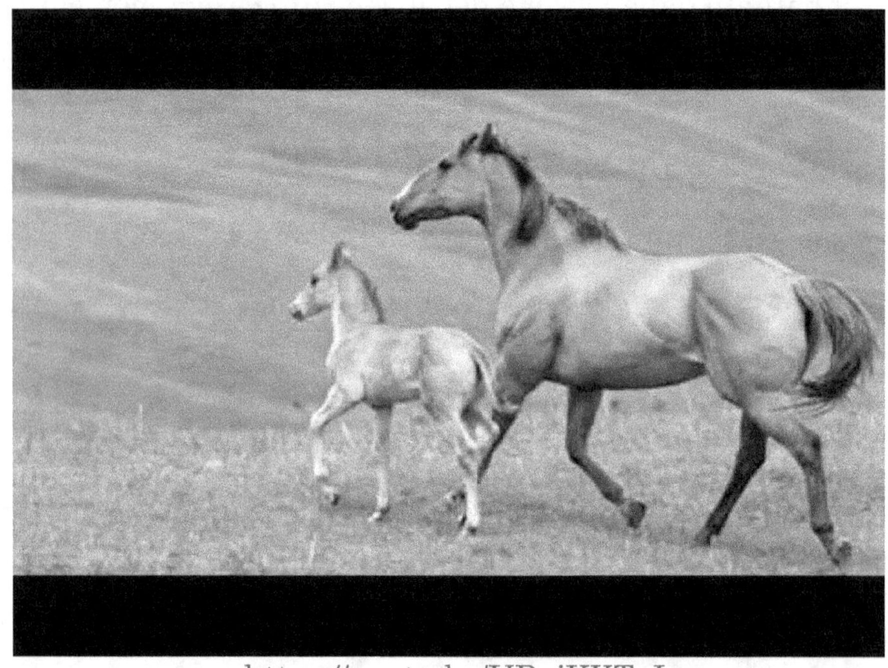

<https://youtu.be/URqjKXTqLno>

La magia della vita, una realtà inspiegabile difficile da esprimere a parole, come condividere ciò che il mio intimo sente dopo quella trasformazione, da seme a fiore, da bruco a farfalla, le onde diventano il volo di un'aquila che ti fa vivere la libertà. In piena avversità, ti fa sentire piena e sazia quando tutto ti è stato portato via, scopri la vera felicità dopo la sofferenza più profonda ... in alto appare sempre la dialettica che svela la logica di questo mondo nel suo nulla.

Per scoprire quella vera comprensione, la luce che ti fa capire ciò che non si può capire, perché questa conciliazione degli opposti si comprende solo quando è un'esperienza vissuta, quando il pensiero che vuole capire ciò che sfugge ad ogni logica, diventa un sentimento di certezza, convinzione, Fede, sicurezza, fermezza, di chi sente di potere, sai che puoi, ti riconosci vincitore di fronte alle avversità.

Quando questa battaglia non è ancora finita, sembra difficile da capire, ma questa esperienza magica chiamata resilienza è compresa solo quando è vissuta, sperimentata. La resilienza diventa presente dal momento in cui accetti le avversità, quando accetti si verifica la magia, tutto si scioglie, tutto si integra, il dolore e la passione per la vita, la felicità nelle avversità, la sofferenza è fonte di felicità, ma come? Com'è possibile?

https://youtu.be/kLGhWm0dl-A

Accetta ciò che ti tocca nella vita, trasforma la rabbia in tutta la tua passione per la vita, rivolgiti verso una nuova direzione, non perdere tempo a soffrire per quello che è successo e, svegliati ora, lascia i dubbi, lascia il perché e cambia grazie al IO POSSO che ti dà le ali, che ti dà la forza che punta a grandi risultati, approfitta di tutta quella forza, tanto più grande quanto maggiore è l'avversità, per usarla per decidere cosa vuoi che sia la tua vita, Tu DECIDI se piacere o dolore, se disperazione o nuova illusione, se paura o FEDE, tutto dipende da ciò che ti dici a te stesso nel tuo intimo.

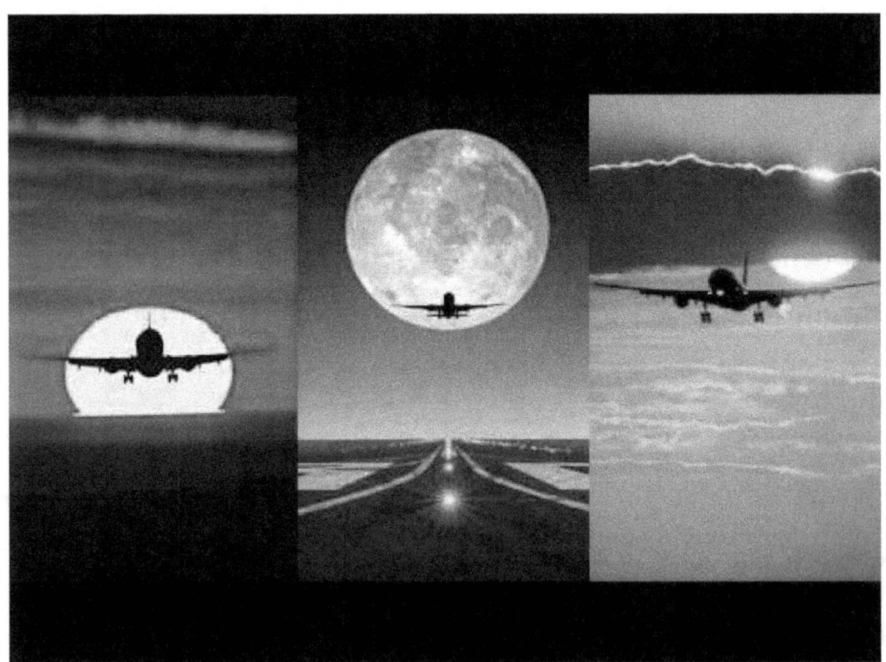

https://youtu.be/SzjnakBKtFU

Esperienza interiore che ti mette in contatto con te stesso, fai visita al tuo io più profondo, ascolta te stesso e scoprirai desideri, sogni, illusioni, preoccupazioni, che ti daranno le ali e ti mostreranno la strada. Per affrontare il Parkinson è necessario dare spazio al sollievo, far uscire quella crisi, esprimere il dolore e la lamentela, sperimentare l'ACCETTAZIONE che ti indicherà la strada. Serve un percorso, un'illusione, una motivazione che riempia la tua vita, il Parkinson si affronta trasformando la sperimentazione del non senso, in senso travolgente, è ciò che ti darà la forza per affrontare le onde.

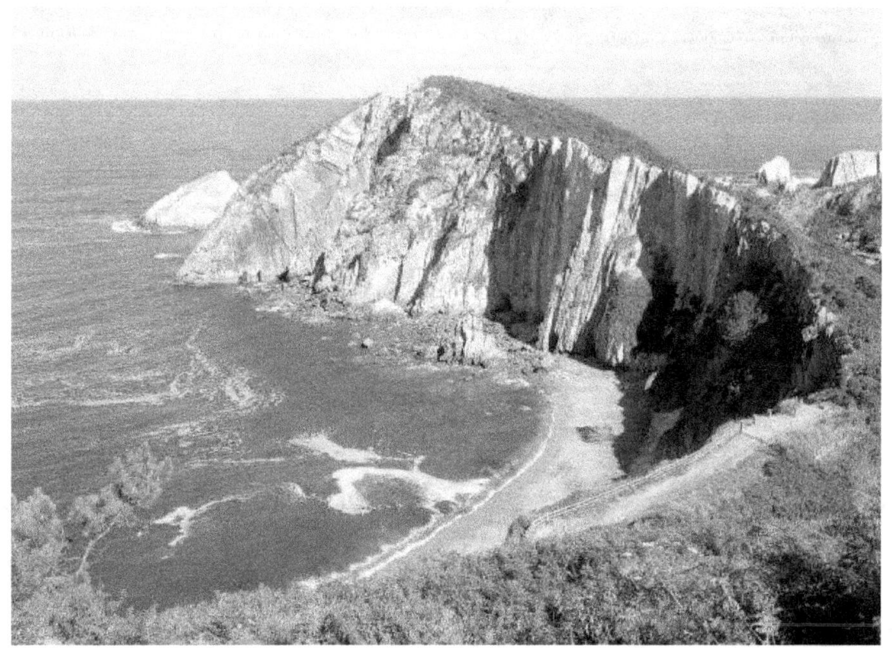

La resilienza ti fa scoprire un nuovo essere, un nuovo te, felice nelle avversità perché hai un percorso, un'avventura e una sfida, ma le avversità sono ancora lì, il dolore e la sofferenza sono ancora compagni di vita, perché il Parkinson è ancora lì, nessuno ha rimosso la malattia.

Hai accettato la malattia, ma continui a non volerla, accettare il Parkinson non significa che vuoi il Parkinson, l'accettazione avviene quando assumi, assimili qualcosa che non vuoi o non desideri, ma sei felice perché vivi con passione per un'illusione.

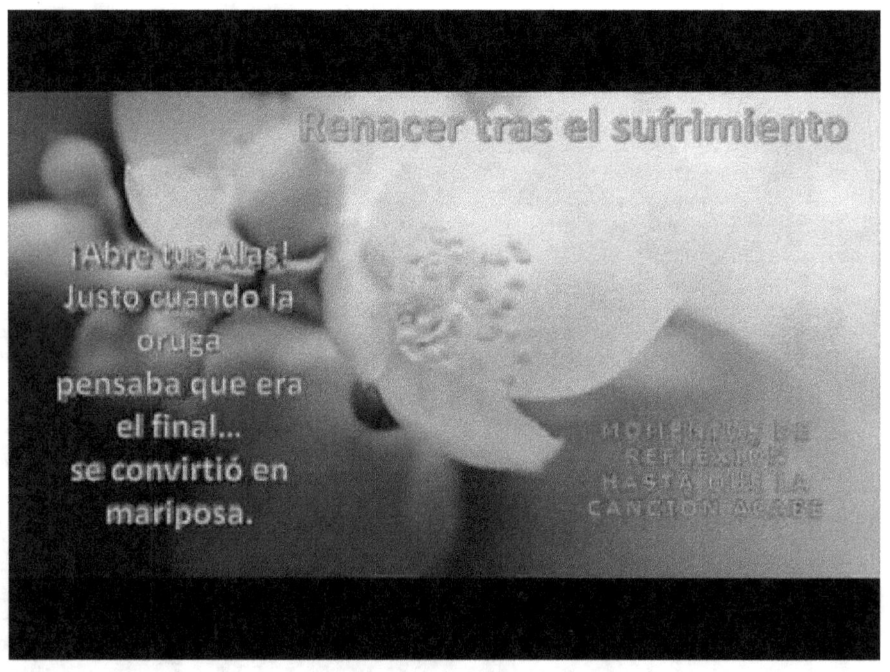

https://youtu.be/Vraf8ECg0m8

Chi ha illusioni, desideri e un percorso è una persona felice, chi ha una strada ed un cammino è una persona felice, con fondo di dolore, per avere una malattia che non vuoi, il grande mistero, puoi essere felice in mezzo alle avversità? la mia risposta è un sonoro Sì, un Sì senza esitazione, un travolgente Sì ... PUOI ESSERE FELICE CON UNA MALATTIA DEGENERATIVA.

Come affrontare il Parkinson?

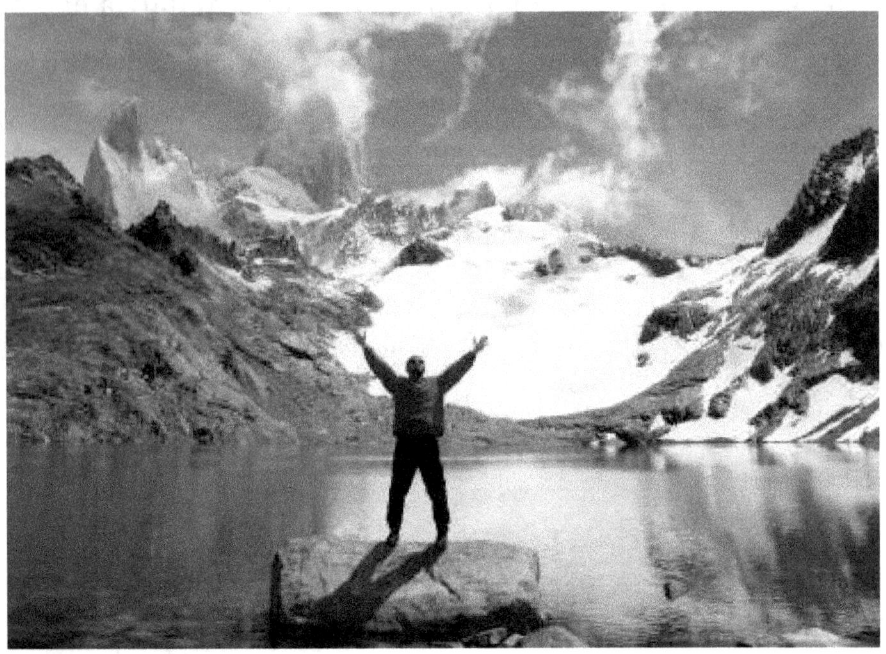

Se devo spiegare come affrontare il Parkinson, direi di affrontarlo con gioia. Hai già il Parkinson, nessuno te lo porterà via, a ben guardare è da sciocchi soffrire per qualcosa la cui soluzione non dipende da te. Oggi non c'è nessun farmaco che curi il Parkinson, tutto sommato, se ti fermi a pensare, hai due opzioni, o vivere con la sofferenza del Parkinson, o vivere con il Parkinson felice; perché anche quando la sofferenza è ancora lì, puoi essere felice se lo vuoi, se lo desideri.

Prendi quel toro per le corna e opta per la felicità, la felicità è la più grande medicina, rivoluziona tutta la neurochimica del cervello, il tuo cervello rileva il tuo umore, rileva la tua passione e la tua motivazione e stimola la produzione di tutti quei neurotrasmettitori coinvolti nella felicità e nel piacere, la neurochimica del cervello è un vero riflesso di ciò che accade nella tua mente.

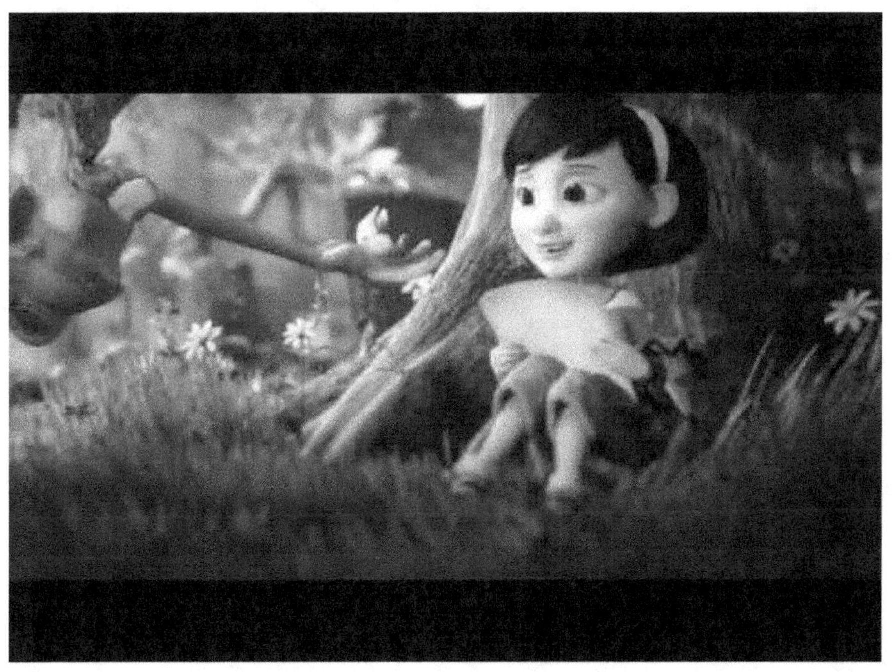

https://youtu.be/6bRLfjT2BE0

Una persona che smette di combattere e si lascia sconfiggere dalla tristezza e dalla sofferenza, quella persona può essere letteralmente mangiata, divorata dal Parkinson.

Una persona che lotta, che cresce, che non dubita della propria capacità di superare questa malattia, una persona che riprende il controllo della propria vita e combatte per un obiettivo, fa in modo che il passare del tempo non giochi contro di lei, può riuscire a passare un decennio senza quasi nessuna evoluzione, questo è vitale per la sua importanza, perché significa che quella realtà emotiva che ci definisce, quell'essere che sente è la chiave dell'evoluzione e della prognosi del Parkinson.

Il potere della mente è spesso sottovalutato, le variabili psicologiche vengono spesso lasciate da parte, quando sono le vere medicine che guariscono, con la fede in sé stessi quando è carica di volontà.

Quella Fede che ti fa sentire, senza dubitare, di avere la capacità di affrontare la tua malattia; quella volontà che ti fa mettere tutte le tue forze al massimo nel perseguimento dei tuoi obiettivi, l'amore, che è una fonte di salute e felicità, non c'è felicità più grande che avere il privilegio di amare e dare felicità, questo atteggiamento verso la vita è quello che dà un cervello felice, pronto per la felicità.

Oserei dire che la ricetta degli ingredienti che ripara un cervello malato è questa: accettazione, obiettivo e direzione, fiducia nelle tue capacità e volontà senza limiti e amore.

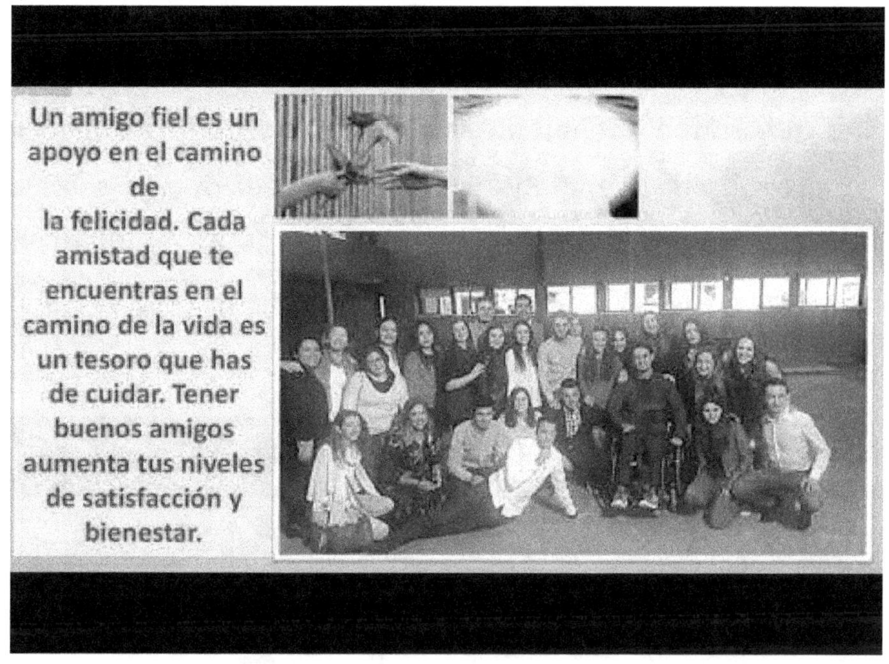

https://youtu.be/eiLQCiF0n00

Di tutti questi ingredienti, l'amore è la vera medicina che ripara un cervello malato, una persona che ama è felice, una persona che ama può superare tutte le avversità, combatte ogni battaglia che la vita presenta, la persona felice ottiene qualunque cosa voglia.

Amare distrugge tutte le tue preoccupazioni, quando ti prendi cura degli altri i loro problemi scompaiono perché la felicità dell'altro diventa la tua felicità.

Dobbiamo avere speranza nell'evoluzione della ricerca medica, dobbiamo seguire le cure mediche, dobbiamo prenderci cura di noi stessi in ogni modo, fare esercizio fisico che è legato al rialzo dell'umore e con la produzione di dopamina, dobbiamo svolgere attività gratificanti e piacevoli che stimolano la produzione di questa sostanza che ci manca, dobbiamo dedicare tempo all'attività intellettuale ... perché l'attività, fisica e mentale, è fonte di salute e felicità.

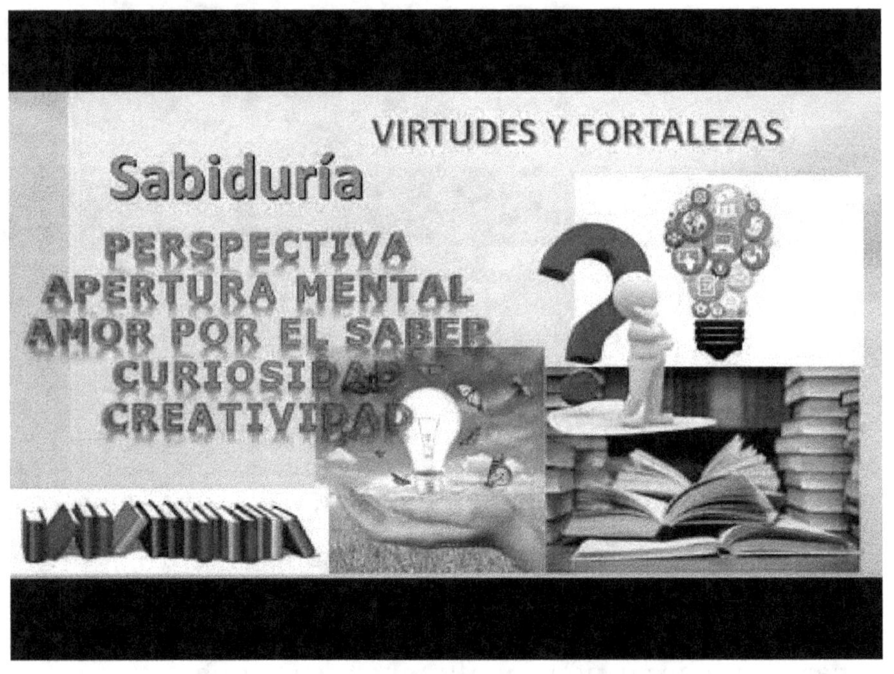

https://youtu.be/ELCnmK5F668

Tutto ciò che va bene per te come persona farà bene anche al tuo cervello. Pensa ai tuoi desideri e bisogni, dedica il tuo tempo alla conquista dei tuoi sogni.

Non soffrire per qualcosa che non è arrivato, non amareggiarti per un futuro che non sai come verrà, ma abbi fiducia e speranza nelle possibilità della ricerca, nell'ausilio delle cure, ma soprattutto investi in tutto ciò che dipende da te, che sono i veri strumenti terapeutici.

Prenditi cura di ciò che dici a te stesso, sii sempre il tuo migliore amico nel tuo pensiero, valorizza te stesso e ama te stesso, abbi fiducia nelle tue capacità, metti tutta la volontà e tutta la passione nella tua vita, e AMA, sarai felice, qualunque cosa accada nella tua vita, bella o brutta, sarai felice. Di fronte alle avversità, sono i punti di forza psicologici che vengono in soccorso, tutti abbiamo questi punti di forza, ma si svegliano, vengono in nostro soccorso quando la durezza della vita ci tocca, i punti di forza si rafforzano dopo aver sofferto le avversità.

Dobbiamo riempire lo zaino della nostra vita con tutte queste forze che ci fanno volare, queste forze sono fondamentali per far fronte al Parkinson, ma dobbiamo anche saper svuotare questo zaino di tutta la zavorra che pesa, di tutto ciò che ci danneggia e ci fa sentire impotenti e disperati di fronte alle avversità, non preoccuparti di ciò che non è importante, non perdere la pace per ciò che non è niente, nulla è così importante da toglierti la serenità, perché solo una cosa è necessaria per essere felici anche avendo Parkinson, amare, solo quello è necessario.

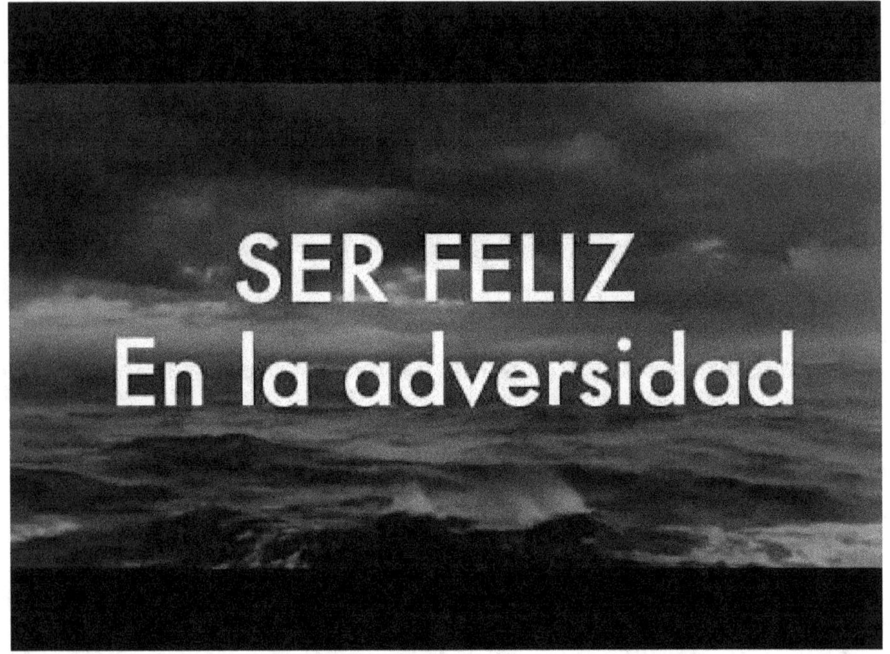

https://youtu.be/QViV8rf7zWc

Evoluzione della malattia nel mio caso particolare:

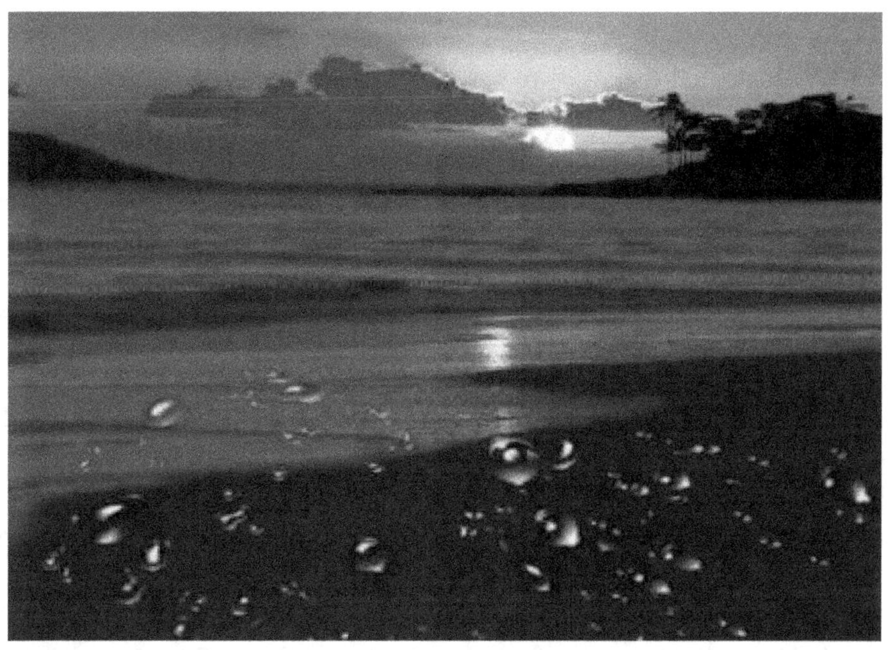

Ciò che mi preoccupa di più del Parkinson è la sua possibile evoluzione e il suo impatto sulla mia vita, come potrebbe influenzare le mie prestazioni lavorative in futuro, le mie attività quotidiane, dobbiamo tutti combinare lavoro e vita familiare, un'evoluzione che influenzasse questa capacità di autonomia, rispondere bene a tutte le esigenze che si presentano quotidianamente, lavori domestici, dedizione e tempo per la famiglia, tutto ciò che consideriamo normale, ma quando lo perdi o temi di perderlo, ti fa apprezzare come un tesoro degno di felicità se ce l'hai. Per ora mi sento fortunata, ho un Parkinson che non si nota, anche se io lo noto in tante cose, ma apprezzo il fatto di essere indipendente e mantengo un normale livello di funzionamento. Ho questa diagnosi da 5 anni ormai, e in questo periodo sarebbe logico notare la sua progressione, ma si può dire che so già che l'evoluzione della mia malattia sarà lenta, tra cinque anni l'unica novità è un cambio di farmaci dovuto ad un effetto avverso secondario al primo farmaco, e la comparsa nell'ultimo anno di una spiacevole distonia al piede destro, mi mette in una presa, come quando stringi forte la mano, solo che è il piede che si torce e si piega senza che io lo voglia, e così rimane, mi impedisce di camminare, ed è molto doloroso a causa della postura forzata del piede, che termina con dolore alle articolazioni e qualche colpo o lieve contusione per questa posizione così contorta, ma devo essere grata che mi succeda solo occasionalmente e soprattutto se ho dimenticato di prendere le mie medicine. Questo aspetto è uno di quelli che mi sono costati di più, il fatto di dover assumere farmaci, che a lungo termine ti faranno più male che bene, un esempio è la possibilità di sviluppare discinesie, movimenti involontari, non vorrei vedermi con movimenti costanti e incontrollabili delle estremità del mio corpo. E gli effetti collaterali, è meglio non leggerli, in quel caso senti che stai prendendo qualcosa che non cura la tua malattia e nuoce alla tua salute, ma è il meno dannoso per il Parkinson, il peggio è lasciare che la malattia evolva da sola, l'evoluzione della malattia sarebbe peggiore.

Il primo sintomo per il quale ho notato la possibilità di avere il Parkinson è stato la difficoltà di scrittura, non ero in grado di scrivere con una grafia normale, era una micrografia illeggibile. Ma devo andare più indietro nel tempo, è lì che riesco a riconoscere la prima manifestazione della mia malattia, con il mio bimbo appena nato non ero in grado di maneggiare con facilità i sonagli con la mano destra, quando l'ho notato mi è sembrato strano, ma ho lasciato perdere, mi stavo godendo il mio bambino, il resto passava in secondo piano. Tre anni dopo, rientrata da una vacanza, è stato quando ho notato che era difficile per me scrivere; tendo a dimenticarmi della mano destra e sono sempre stata destrorsa, tendo a fare tutto con la sinistra per via della maggiore goffaggine della mia mano destra. È difficile per me battere un uovo, spalmarmi la crema sul viso, lavarmi i denti, qualcosa di semplice come muovere il mouse del computer. Ho perso l'equilibrio della mano destra.

Il Parkinson di solito inizia su un lato del corpo, per primi vengono colpiti i movimenti involontari, quelli che eseguiamo automaticamente senza pensare: oscillare le braccia, sbattere le palpebre, gesti facciali, scrivere è un atto automatico quando si scrive ad una certa velocità, normalmente non pensiamo ai movimenti che dobbiamo fare per scrivere, tu pensi e le tue mani scrivono da sole. Quando hai il Parkinson trasformi la scrittura, ancora una volta, come all'inizio, in un compito volontario e controllato, perché se non ti concentri coscientemente sulla scrittura, ti ritrovi con una linea retta irregolare in cui devi immaginare cosa c'è scritto! La parola è un atto automatico, quando parliamo non pensiamo quali movimenti faremo con la nostra bocca, li facciamo semplicemente senza pensare, nel Parkinson il pensiero va più veloce di quanto possa fare la bocca, richiede controllo e vocalizzazione cosciente. In qualche occasione mi sono vista in difficoltà ad articolare una parola o una frase, un episodio molto isolato, mi sarà capitato in rarissime occasioni, ma colpisce, voler pronunciare una parola e vederti vocalizzare lentamente per articolare quella parola che non vuole uscire a ritmo normale e con articolazione e fonazione adeguate.

Questo sintomo ha risvegliato in me, molte volte, la preoccupazione per la possibile evoluzione dei sintomi che potrebbero influenzare la mia attività lavorativa, che oggi è intatta, ma in futuro? E a quale termine?

A volte digitando al computer, la mia mano destra diventa come una pietra rigida e scrivere diventa una sfida, ma è successo molto occasionalmente. Sono fortunata a non soffrire di alcun tipo di tremore, e lo apprezzo molto. In cinque anni ho quasi gli stessi sintomi che avevo già all'inizio, tranne la distonia, o qualche episodio molto isolato che ti fa pensare che siano nuovi sintomi che ti accompagneranno più familiarmente. Sembra che nel mio caso, lottare per la felicità e le conquiste, scommettere sulla volontà e sulla fede, prendere la vita come un'avventura, per ora impedisca alla malattia di progredire.

L'importante di fronte ai sintomi è non dare loro troppo risalto e cercare di normalizzare la nostra vita, andare controcorrente e nella direzione opposta ai sintomi. Se trovo difficile scrivere, scrivo.

È difficile per me usare la mano destra, non cadere nella trappola di usare la sinistra, continuare ad usare la destra come mano dominante, è con la tua volontà e con la tua Fede che puoi andare contro corrente e non lasciare che i sintomi progrediscano.

Combatti contro l'evoluzione e la progressione della malattia, sconfiggendo il sintomo con il suo opposto, un'autentica dialettica che ti darà la vittoria finale che ti porterà all'amore, il vertice delle forze. Ti incoraggio a realizzare nella tua vita quel percorso che ti porterà ad essere forte.

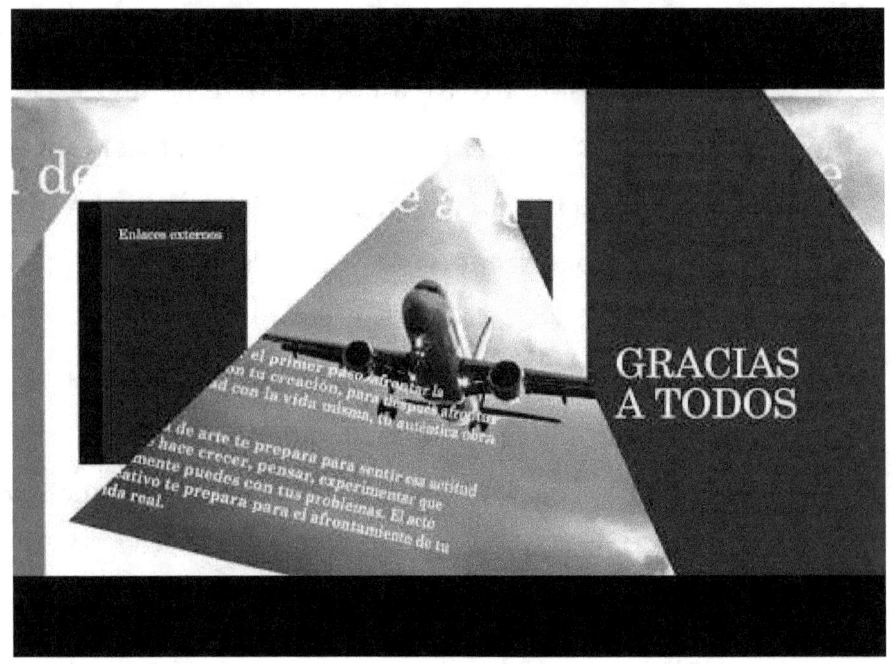

https://youtu.be/YTaVYYmCG_k

Sappiamo che nel nostro cervello è in corso una lotta, una malattia è nel tuo cervello, qualcosa ha smesso di funzionare normalmente, in quell'organo in cui è ospitato il nostro

Io, ciò che siamo veramente e sperimentiamo, ciò che in questi momenti pensi, provi, l'esperienza dell'io, la consapevolezza di te stesso e della tua stessa esistenza, ciò che ti rende ciò che sei, è un riflesso di ciò che accade nel tuo cervello, quello che percepiamo.

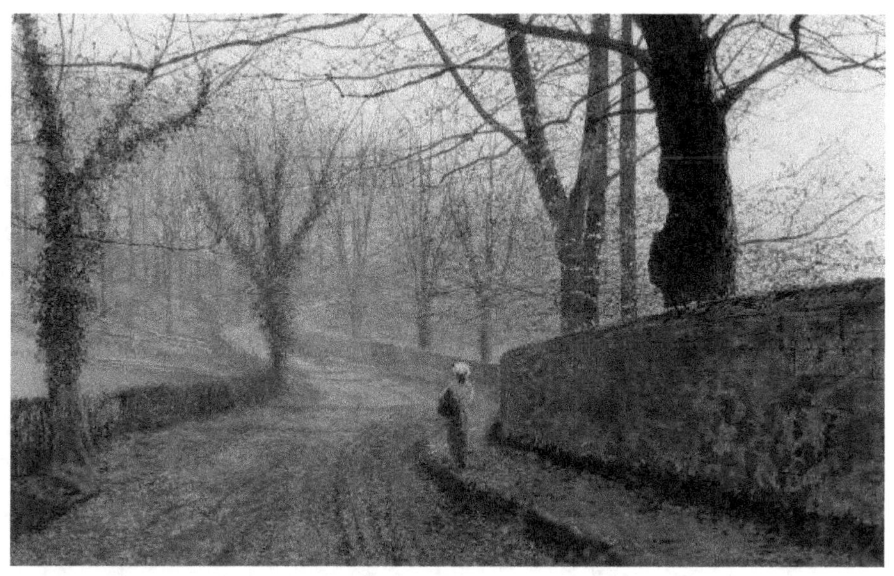

La mente, la tua realtà mentale potresti trovarla fisicamente, la tua esistenza potresti toccarla, potresti vedere te stesso, cosa sei, se potessimo viaggiare attraverso il nostro cervello, come nei cartoni animati, immagina di viaggiare attraverso il tuo cervello, vedresti che ciò che sei e senti in questi momenti si riduce ad una varietà di interconnessioni neurali, vari circuiti nervosi in diverse posizioni del cervello che si attivano in coordinazione, influenzandosi a vicenda, neurotrasmissioni in azione che viaggiano da un neurone all'altro, ma il grande enigma e la chiave di tutto, Che cos'è la prima cosa? Una realtà mentale che esiste come una dimensione diversa dal cervello? Un salto qualitativo che pone il sé in un'altra dimensione?

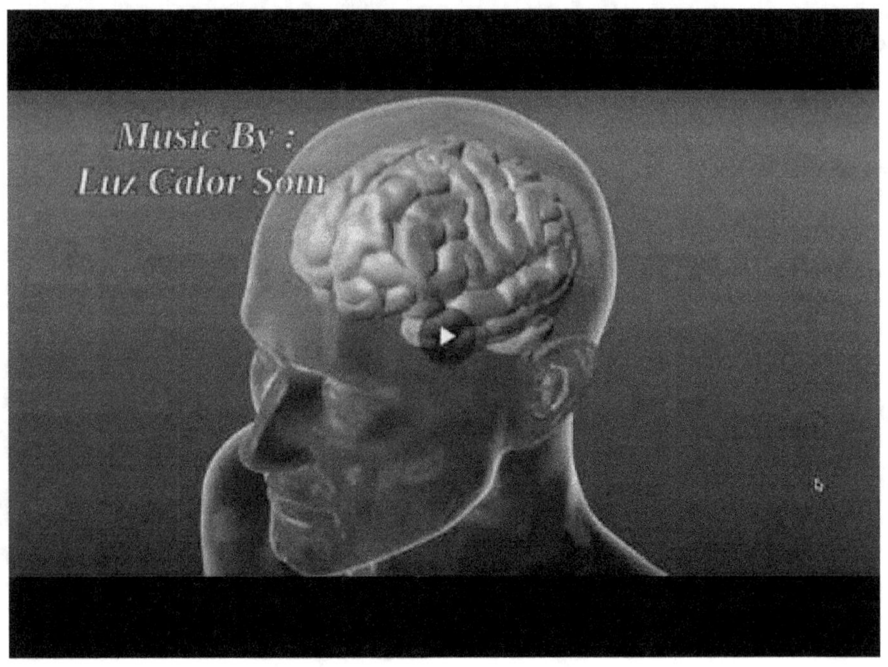

https://youtu.be/ocFaHzcjIIU

Il nostro sé non sarebbe determinato dal supporto fisico poiché la mente non ha bisogno di spazio per essere, l'esperienza del mio io è puramente mentale. Dov'è il tuo io? Questa domanda non ha senso perché ciò che non è fisico non può essere localizzato, la realtà mentale semplicemente È, va vissuta ... se è così, una persona con una malattia neurodegenerativa è IO, è mente, è pura esistenza, è più del suo cervello, del suo io, quello che È, è in un'altra dimensione ... allora perché il cervello determina la manifestazione di una malattia? Perché una persona con il Parkinson è destinata a sentire e sperimentare come progredisce la sua malattia? Questa è la chiave, ed è uno di quei misteri che la scienza non può coprire, la Medicina, la Neurologia, la Scienza non spiegano tutto, non possono spiegare tutto. Le Neuroscienze trovano grandi enigmi che rendono il cervello un grande sconosciuto; ma ciò che aiuta a risolvere questo mistero è entrare nella realtà mentale; se vogliamo sapere cos'è la mente, cos'è l'io, entriamo in quel campione che ci permette di vedere cosa c'è in ciò che chiamiamo mente ... ed è chiaro che quando entro in quel campione quella è la mia esistenza, che sono io stessa, io che penso, sperimento più del mio cervello, mi percepisco più di un flusso di neurotrasmettitori, mi percepisco libera, non penso a ciò che il cervello mi costringe a pensare per il solo fatto di attivare il cablaggio nervoso, come se fossimo computer programmati per uno scopo specifico.

Sappiamo tutti che siamo liberi, che prima di tutto sono io che penso, questa è una rivoluzione per le possibilità che apre nella lotta contro le malattie, se Io sono la prima cosa, la mia mente è quella che attiva certe aree del cervello, la mia mente è quella che attiva i neurotrasmettitori e li fa circolare.

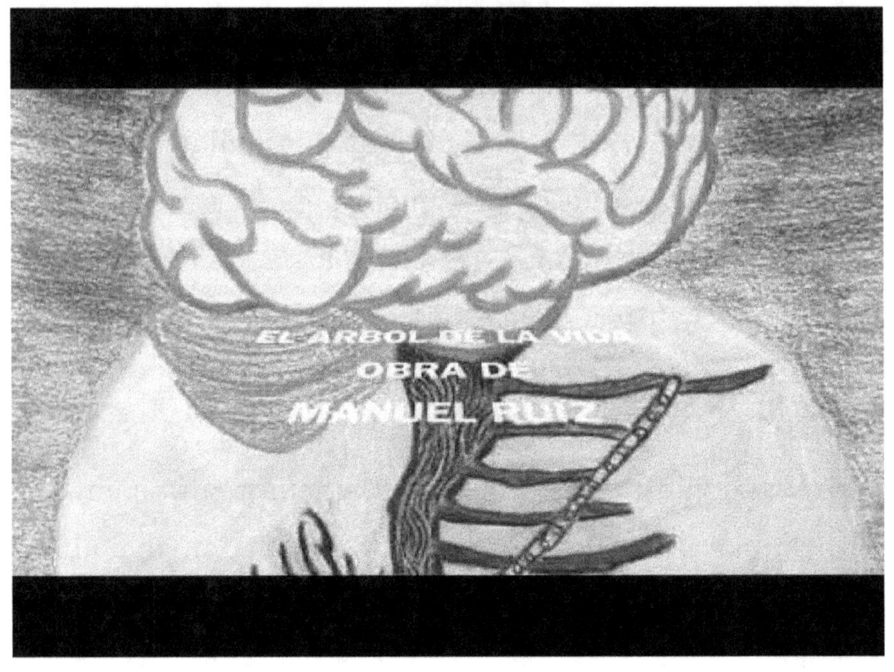

https://youtu.be/XBTOSRJrHOY

È come quando scrivi. Io decido liberamente cosa scrivere, decido il contenuto che metto su carta o sullo schermo di un computer, allo stesso modo è la mia mente che scrive nel mio cervello, ed è quella che attiva alcuni neurotrasmettitori e non altri, attiva certi circuiti nervosi e non altri.

Se cresco raccolgo forza di volontà, fede, passione, illusione, coraggio, gioia, queste emozioni attivano e stimolano la produzione di quei neurotrasmettitori coinvolti nella felicità, nella salute e nel benessere; se la tua mente visualizza un evento cerebrale con assoluta fede, la tua mente accede con enorme precisione a quel meccanismo che vuoi riparare, anche se lo ignori, anche se non lo sai.

Come si manifesta il Parkinson in un cervello, qual è il meccanismo danneggiato, in ogni caso un cervello felice, pieno di fede e volontà, attivato da una mente felice, piena di fede e volontà, opera il miracolo; lo chiamiamo un miracolo dovuto all'ignoranza dei meccanismi cerebrali che effettuano la riparazione, ma sarebbe un recupero naturale, secondo quelli naturali del nostro cervello.

Incoraggio tutte le persone affette dal Parkinson a combattere con tutta la loro passione contro questa malattia, contro quel mostro chiamato Parkinson, non abbiamo nulla da perdere e sì molto da guadagnare, non perdere mai la speranza in una possibile evoluzione positiva, anche se ti viene detto che sei pazzo, continua con Fede, speranza e volontà, i tuoi punti di forza non ti faranno mai del male, ma ti aiuteranno sempre, ciò che è chiaro è che guadagnerai felicità e sappiamo che la felicità ripara un organismo e dà salute.

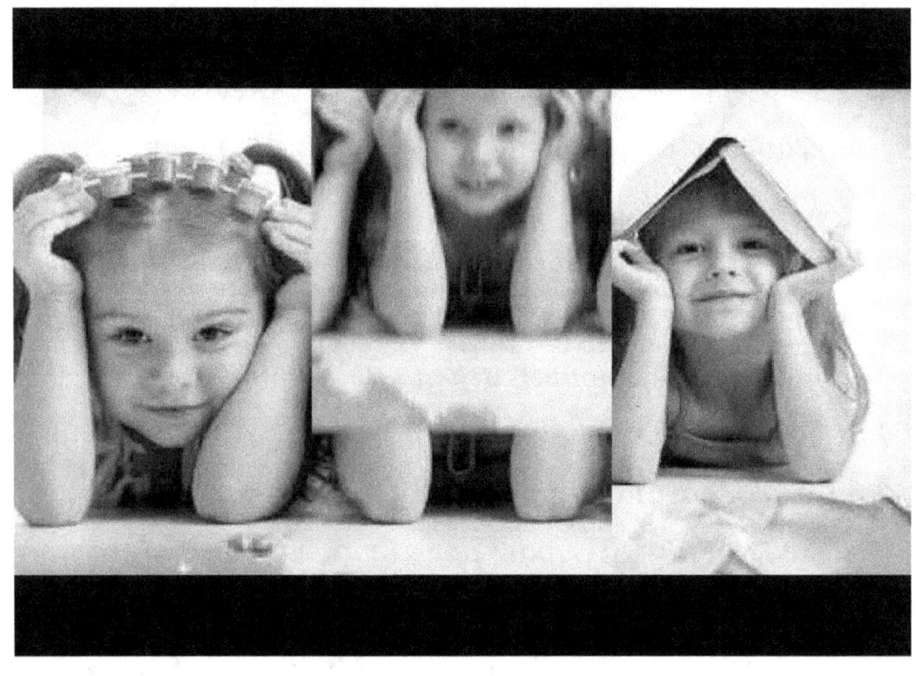

https://youtu.be/o2CCGNJT_cg

I miei migliori auguri a chi è malato "La mente opera anche sui cambiamenti nell'organismo, possiamo sconfiggere il mostro e ottenere la fioritura del nostro cervello. Clicca su questo collegamento e capirai e, SENTIRAI...Ascolta e SENTI, è SENTIRE la vera medicina che ripara ogni male...

L'Amore:

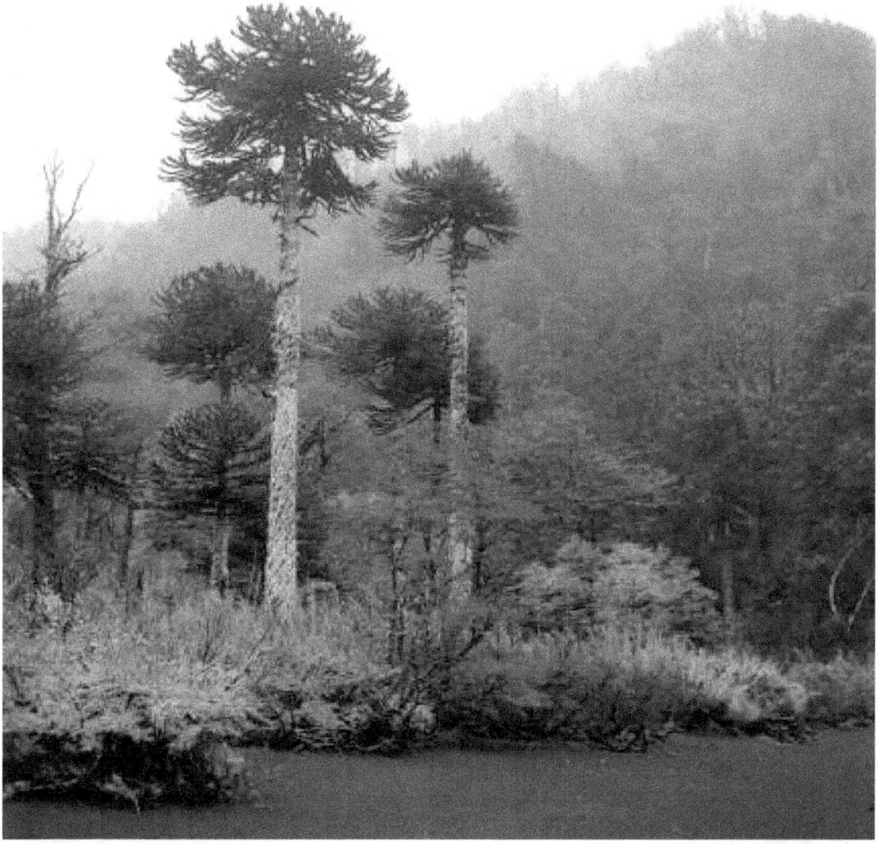

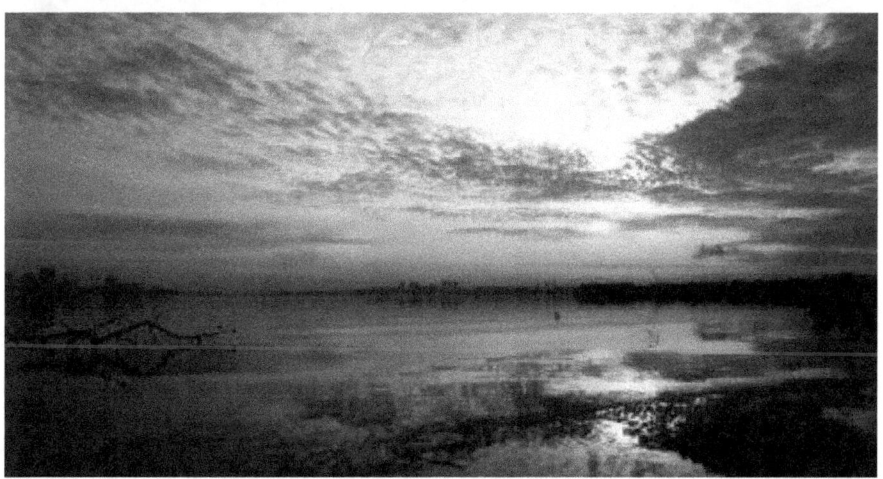

Farò come fanno, inconsciamente, alcuni pazienti quando vanno nello studio di uno psicologo, è relativamente frequente che lascino la cosa più importante per la fine della seduta, di solito è qualcosa che indica paura, insicurezza nel dare informazioni su se stessi, qualche problema per il quale è stato davvero chiesto un appuntamento, ma che osano toccare solo marginalmente a fine sessione, perché finalmente l'hanno rilasciato, te l'hanno lanciato addosso ... ma possono scappare per la paura o timore perché la seduta è finita, non devono provare vergogna, o la sensazione di ridicolo, che non è altro che il complesso del paziente, al quale lo Psicologo reagisce normalmente, essendo empatico e ispirando fiducia, quindi, il paziente all'inizio della seduta successiva, sarà più fiducioso e senza paura, perché ha già rotto il ghiaccio e ha verificato che nessuno si è scandalizzato per le informazioni fornite.

Nel mio caso voglio darvi informazioni che oggi scandalizzano e che più di uno si sente offeso e, reagiscono, con le unghie e con i denti, come se fosse un'offesa e cioè confessare semplicemente che la mia testimonianza sarebbe molto incompleta se non facessi il nome di Cristo, sembra una bugia, sembra un argomento proibito, perché questo nome fa tanto male, se è Qualcuno che è passato per questo mondo distribuendo Amore e con un messaggio d'Amore e, secoli dopo, è ancora controverso, nella vita è finito su una Croce, proprio per Amare, e ora, a metà del 2020, è difficile nominarlo, sembra che chi lo ha crocifisso, o noi che lo crocifiggiamo (ogni volta che non scommettiamo sull'Amore nella nostra vita) continui o continuiamo sul sentiero di guerra ... chi si definisce ateo e digrignano i denti quando si dice Cristo, è perché dentro gli muove la coscienza, dentro ha un Dio tutto intero che gli fa male, perché è lì, ce l'ha, ma Dio fa male perché gli voltiamo le spalle, punge perché la Pace è andata perduta, l'uomo che va contro la propria natura, l'uomo fatto da Dio, Dio ti trascende e ti dà l'Essere, l'ateo è in contraddizione con se stesso perché Dio respira attraverso tutti i suoi pori, Chi raccoglie l'aglio mangia, se qualcuno è infastidito dal fatto che parlo di Dio, mi scuso, non è mia intenzione offendere, ma ti chiederei di fare un raccoglimento interiore e incontrerai Dio.

Voglio mettere Cristo al suo posto, che è Dio, che deve essere messo in alto, dove appartiene e vantarsi di essere credente, non vergognarsi di Lui, di un Dio intero che si prende cura di noi in mezzo a questo mondo pieno di avversità, smettiamola di incolparlo per il male nel mondo, Egli ci ha dato tutto per essere felici, questo mondo sarebbe un paradiso se ci amassimo tutti, se ogni persona in questo mondo fosse guidata dall'amore, il coronavirus non esisterebbe, l'uomo non sarebbe ambizioso, non indagherebbe oltre i limiti di ciò che è permesso, saremmo in grado di porre fine alla fame e alle guerre nel mondo, non ci sarebbero solitudine o carenze emotive, se ognuno di noi fosse capace di amare come Lui ci ama, non ci sarebbe il male nel mondo, non incolpiamolo per quello che è il male dell'uomo, non abbiamo potuto godere del paradiso che ci ha concesso, abbiamo stravolto il cammino e stiamo subendo le conseguenze del nostro male.

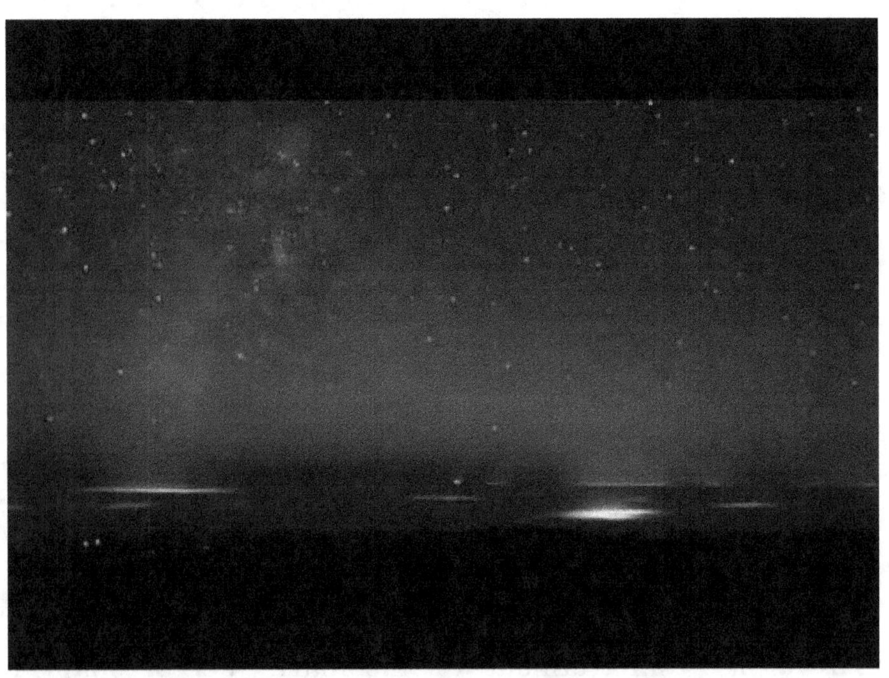

https://youtu.be/Zdr0GXCapDA

Perché devo incolpare Dio di avere il Parkinson? Perché devo perdere la fede quando mi capita la sfortuna? Se tutto il bene che ancora rimane in questo mondo è grazie a Lui, il male è nostro.

Oserei dire che il Parkinson non esisterebbe se l'uomo fosse guidato dall'Amore, probabilmente il Parkinson obbedisce a più di una causa, potrebbero esserci dei geni coinvolti, o potrebbe esserci stata una mutazione in qualche gene, potrebbero esserci cause ambientali, emotive...

È noto solo che i neuroni produttori di dopamina smettono di produrla, è come se questi neuroni fossero esauriti. Perché? Se potessimo fare studi rigorosi sulle variabili presenti in una persona, anni prima di sviluppare una malattia, un cancro, una malattia neurodegenerativa, una malattia X, saremmo sorpresi di vedere che, in effetti, tutte le malattie sono psicosomatiche, tutte, troveremo sempre variabili psicologiche ed emotive che influenzano la comparsa di una malattia, diciamo che cuna persona è morta di cancro. Sarà a causa della tristezza? Tizio ha avuto un infarto, era divorziato dalla moglie da un anno? Caio ha la demenza. Potrebbe essere che lo hanno lasciato sul divano di una casa di ricovero per anziani, parcheggiato, senza alcun tipo di attrazione, motivazione, illusione ...

Il figlio di Faustina ha avuto un incidente, sarà stata una distrazione perché soffre di stress da lavoro? Sono ipotesi e ancora ipotesi, le variabili emotive ci sono, l'essere umano è soprattutto emotivo, con bisogni affettivi molto forti, quando queste variabili emotive portano alla sofferenza per la sua mancanza o eccessiva attivazione, il corpo diventa vulnerabile, fragile, candidato a iniziare una malattia, ma quale? Quella per la quale si ha una predisposizione genetica, qualche fattore ambientale (nel Parkinson si parla di pesticidi, alimentazione, stress, geni ... vengono considerate così tante variabili, quando non è veramente noto, non è noto oggi, cosa causa il Parkinson).

Il Parkinson esisterebbe in un mondo ideale in cui tutti ci amiamo, oso assicurare, sicuramente NO, perché mancherebbero alcune delle variabili necessarie per l'insorgenza del Parkinson, la felicità e il sentirsi amati sono variabili protettive, una persona felice e piena d'amore, irradia salute ovunque.

Lascio questo capitolo per la fine affinché nessuno si offenda per queste affermazioni o, almeno giudichi, dopo aver letto tutto.

Nella mia testimonianza non poteva mancare un appello all'Amore, anche come variabile scientificamente dimostrabile, coinvolta nell'insorgenza e nell'evoluzione del Parkinson.

E, naturalmente, se affronto con Fede, passione, coraggio, volontà, gioia ... e se voglio dare Fede, passione, coraggio, volontà, gioia, è perché quel Cristo sulla Croce, che presiede il mio canale YouTube, Cristo che protegge Cristo che ha cura e fa miracoli, è perché in precedenza ho ricevuto da Lui la Fede, l'Amore, il coraggio, la passione, la Volontà... di un Dio intero; chi dà tutto, tutto il bene in questo mondo viene da Lui, non incolpiamolo per il male in questo mondo. Cristo sulla Croce dice tutto, è l'Amore, colui che dà la vita per Amore, ama con Amore Vero, quell'Amore degno di un Dio intero, Amore senza limiti, un Dio intero dà la sua vita e, noi lo biasimiamo per il male?

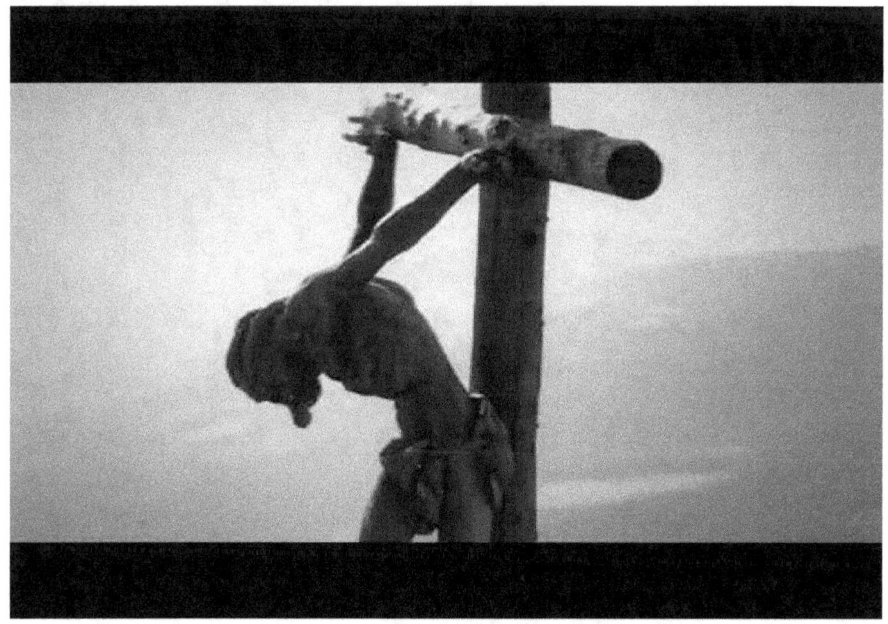

https://youtu.be/KaiOchBVcYg

Conclusione

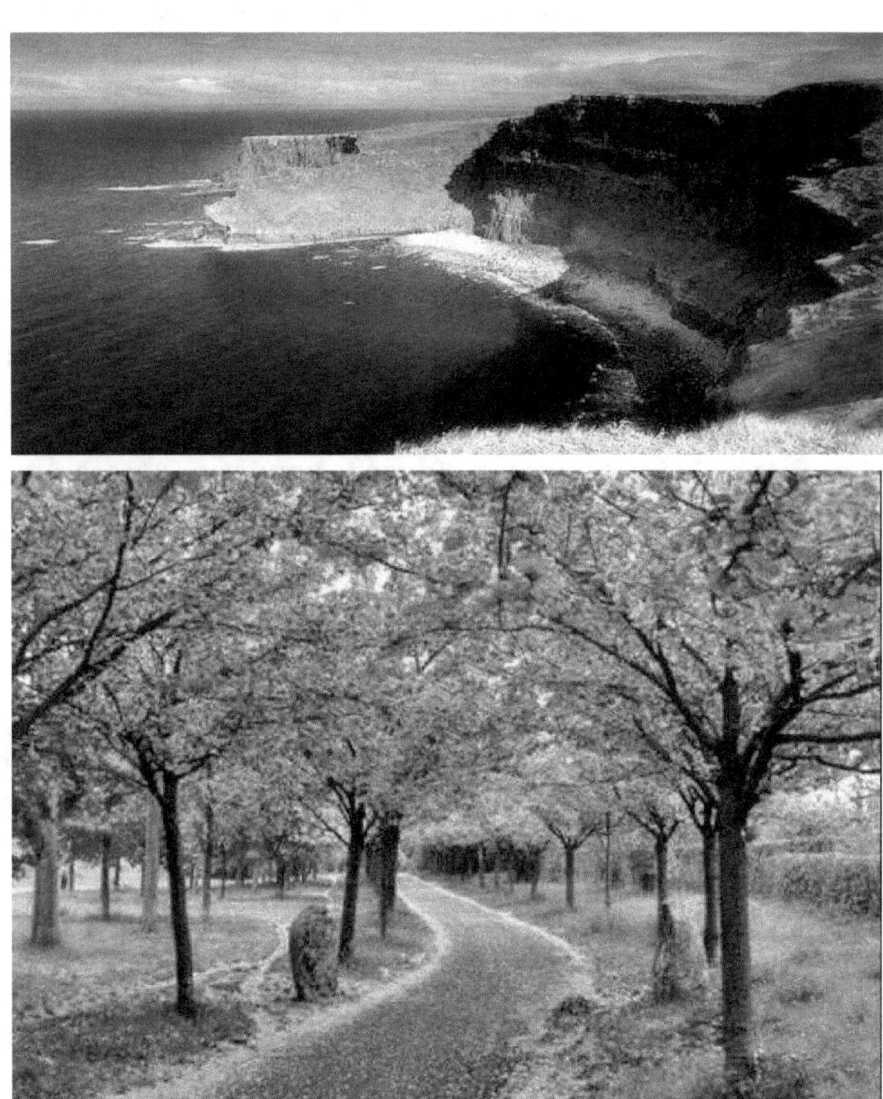

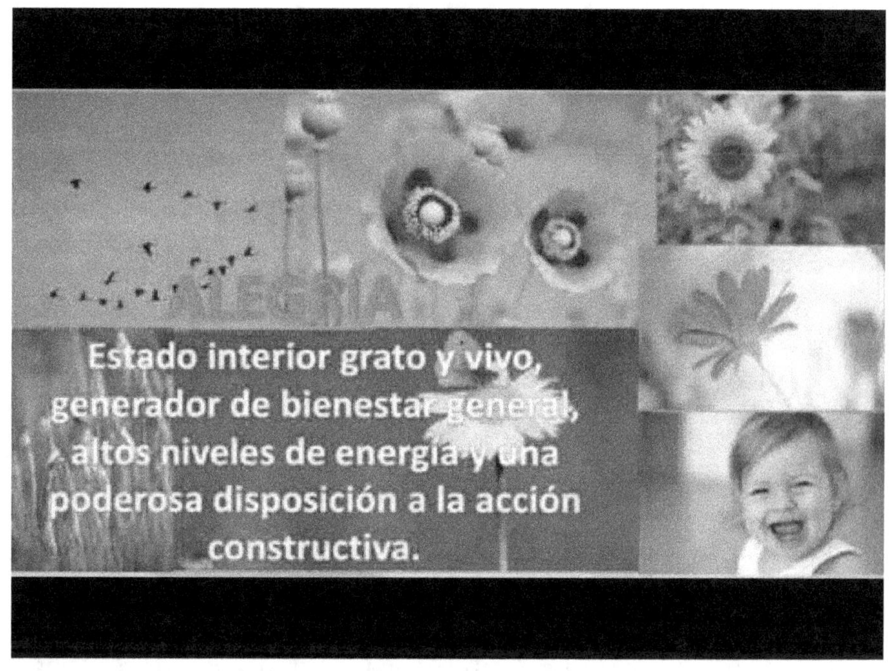

https://youtu.be/JucQ-M-6Frs

Lascio qui la mia testimonianza, tante cose che avrei da dire, tante sensazioni da condivide, ma preferisco chiudere con due film, di cui vi ho presentato alcuni link, *Essere Felici nelle Avversità* in film, in libro elettronico e in MiniWeb, condivido questo materiale con voi, che è la vita stessa, sono parole che non sono parole, perché fa rivivere ciò che è stato vissuto e sperimentato da ogni persona che è felice nelle avversità, parlo della mia esperienza di Psicologa di persone che sono veri campioni di fronte alle avversità, i miei pazienti, a cui devo la velocità e la facilità con cui ho accettato e affrontato il

Parkinson, sono stati per me un modello vivente di crescita e superamento delle avversità, se i miei pazienti mostrano il sorriso quando la vita gli ha portato via tutto, la loro Psicologa si alza e lo affronta, perché mi hanno fatto sentire e vivere questa realtà, la vita va avanti, le avversità ti toccano, ma la resilienza esiste, ho visto questa trasformazione nel mio ambulatorio, persone piene di dolore, ma che scommettono sulla vita, crescono, rinascono e vincono in piena avversità. Vi esorto a vedere, ascoltare e leggere *Essere Felici nelle Avversità*, un film che è stato il seme di tutti i video che compongono il mio canale YouTube, un'intera videoteca organizzata per sezioni, piena di risorse per affrontare la malattia.

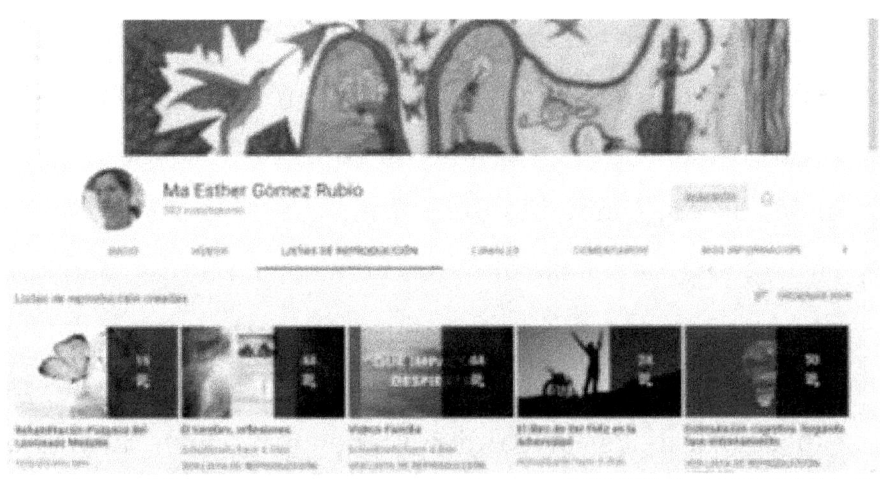

https://www.youtube.com/channel/UCEcLd12WKW_9RIaJOyfHuhg/playlists?view_as=subscriber

ESSERE FELICI NELLE AVVERSITÀ

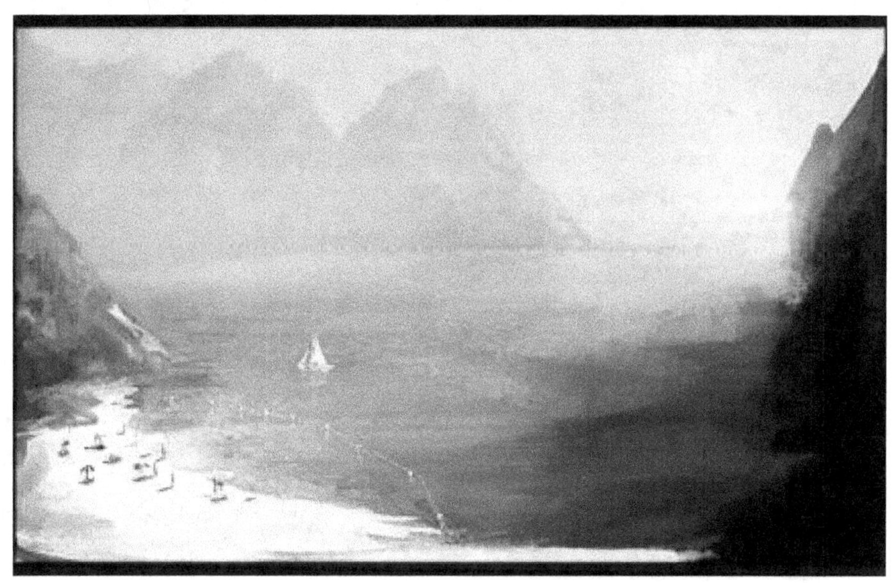

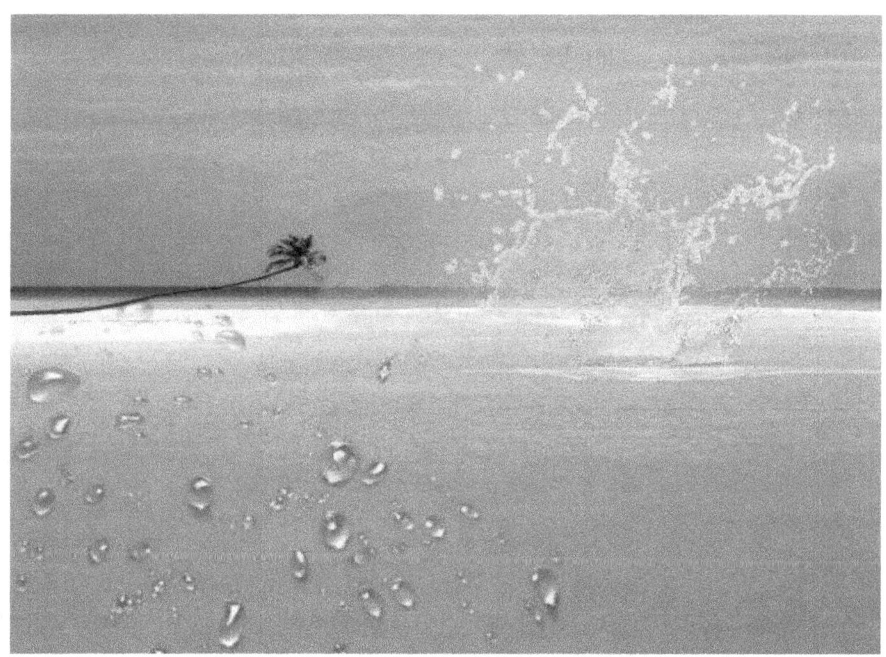

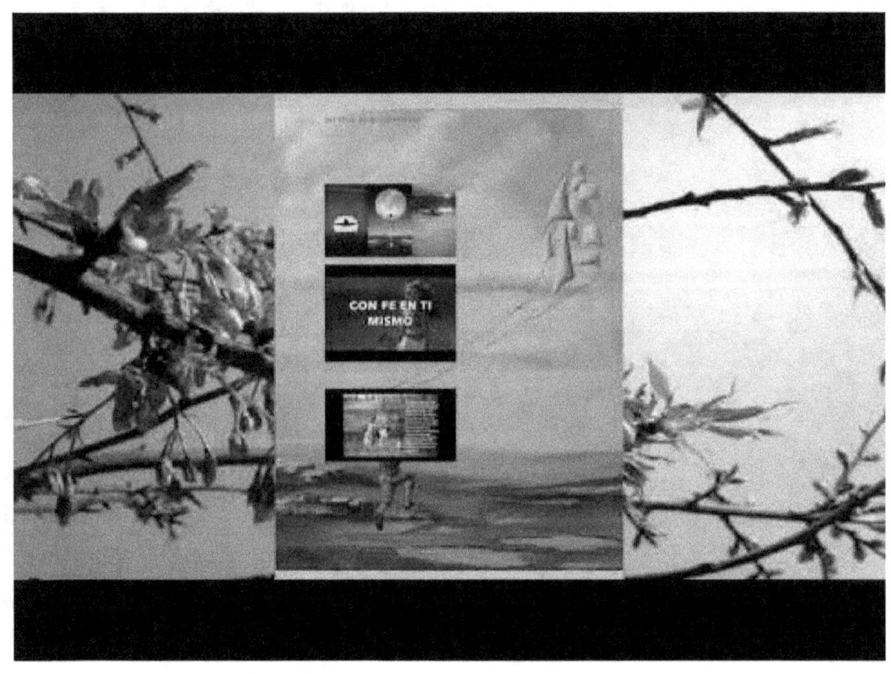

https://youtu.be/Dk3Wz0zOBCw

ESSERE FELICI NELL'AVVERSITÀ Annuncio pubblicitario del film "Essere Felici nelle Avversità" vai a

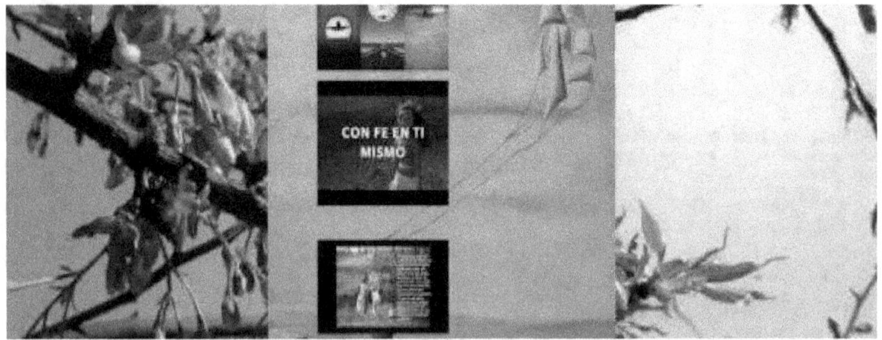

questo link

https://sway.office.com/2HShNndaMZ3iOw7S?ref=email

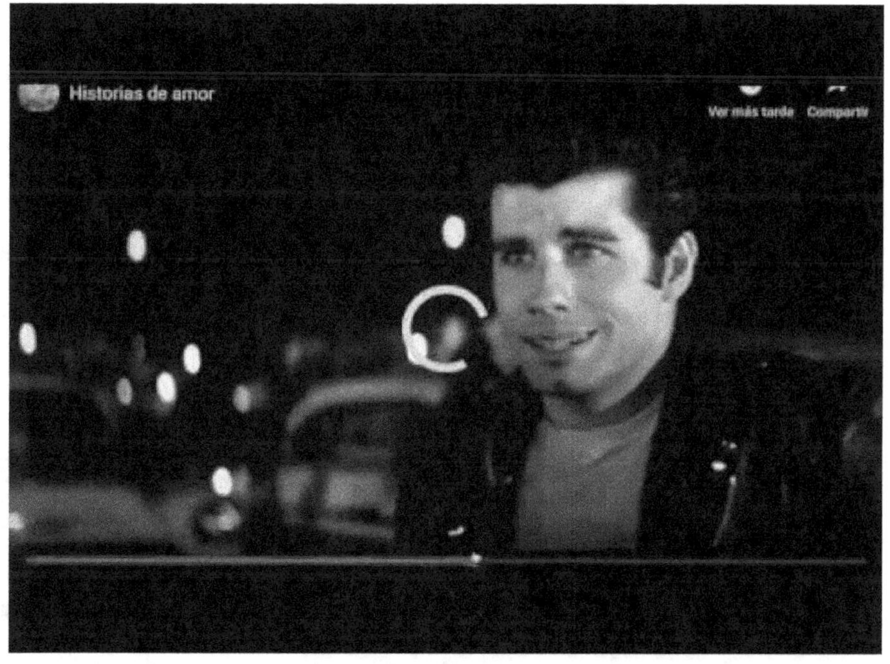

https://youtu.be/fEvjyEoimQo

Il mio sito web www.afrontarladversidad.es è stato creato per raggiungere tutte quelle persone che dalle loro case cercano aiuto quando le avversità toccano le loro vite.

Capitoli completi con immagini, versione completa (più di tre ore)

E-book Essere Felici nelle Avversità: https://1drv.ms/b/s!Aj8oSlSLZm8EgZwy50SiwBW4PX8_H

w? E = y7ak2f   Libro in pdf da stampare e leggere, con pochi link.

https://1drv.ms/b/s!Aj8oSlSLZm8EgZl3wlLpLRHrfiZC hg? E = fbLg9G

Prenota in pdf da leggere, stampare, ma soprattutto da ascoltare con tutti i sensi, ha molti link che invitano ad aprire finestre, ogni finestra è un mondo, un'avventura da scoprire.

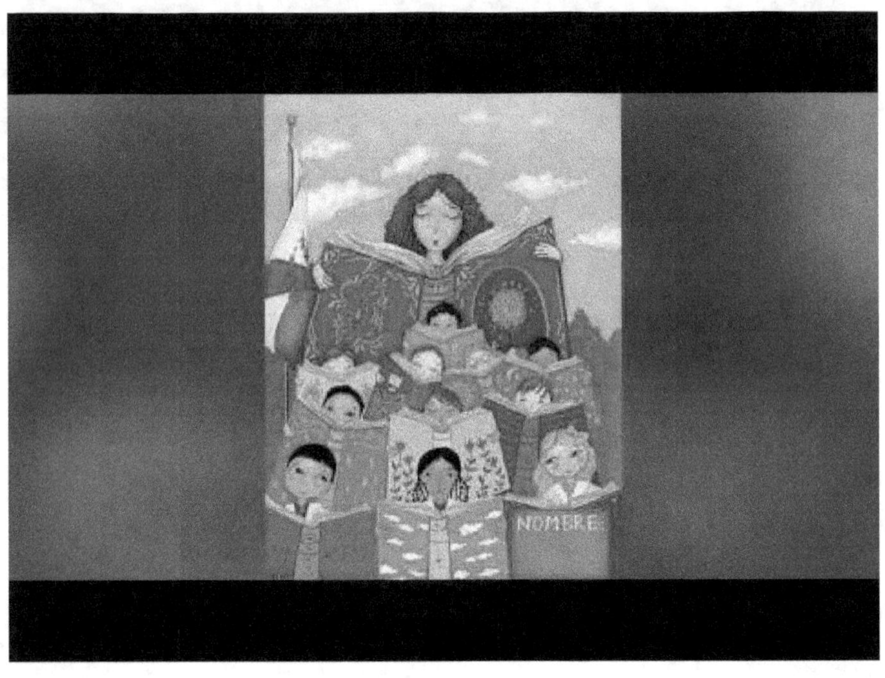

https://youtu.be/nQa_TUTNUbE

Ti invito a conoscere *Learning With Emotions*, un libro dedicato a tutte le persone che soffrono di malattie neurodegenerative, ti aiuterà a mantenere in forma le tue capacità mentali, rafforzandoti, con video che ti insegnano ad amarti, valorizzarti, costruire la tua autostima,

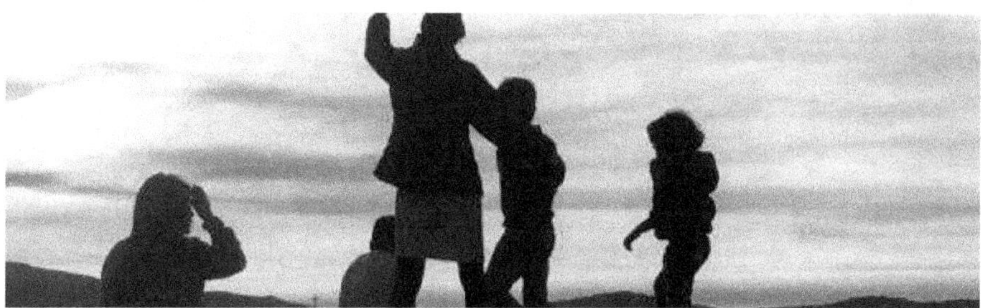

conoscerti attraverso le tue emozioni, la ricerca della felicità; formazione cognitiva emotiva in due fasi.

TI PROPONGO DI CONOSCERE LEARNING WITH EMOTIONS è una formazione Cognitiva-Emotiva, *Learning with Emotions*, è imparare con le tue emozioni, è sentire te stesso, con tutta la tua complessità, con tutte le tue sfaccettature che ti rendono unico...Vai a questo link

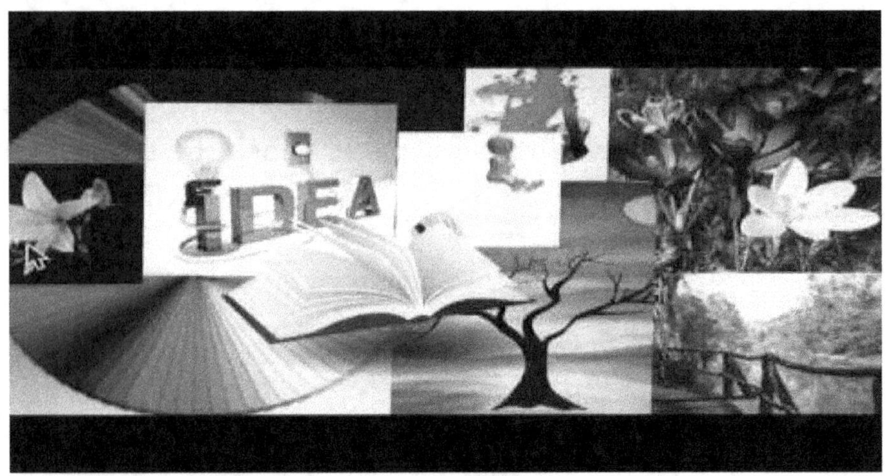

https://youtu.be/U6qlTshdyUo

Learning with Emotions, formazione cognitiva emotiva Prima Parte

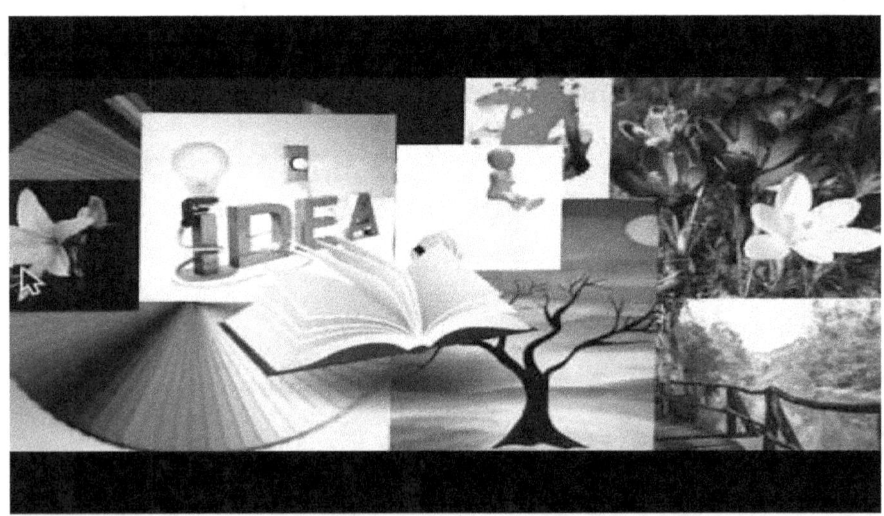

https://youtu.be/utxyh_KzEFY

- *Learning with Emotions*, formazione cognitiva emotiva Parte Seconda

https://youtu.be/A56nQaOPG0A

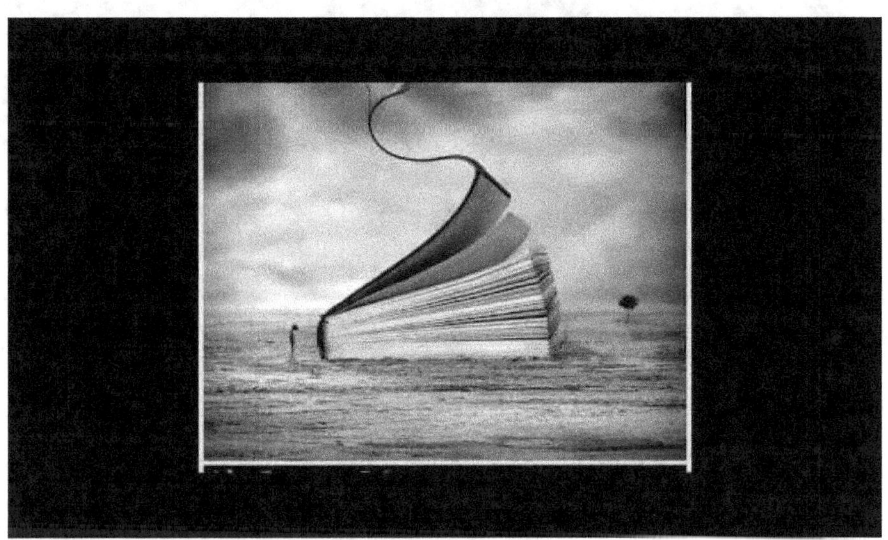

- Presentazione dell'e-book

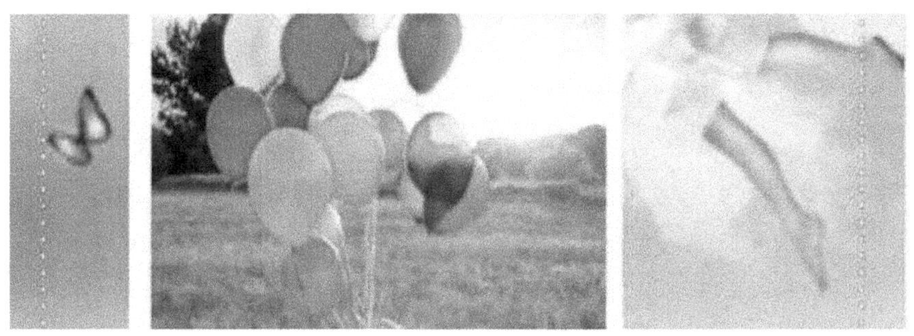

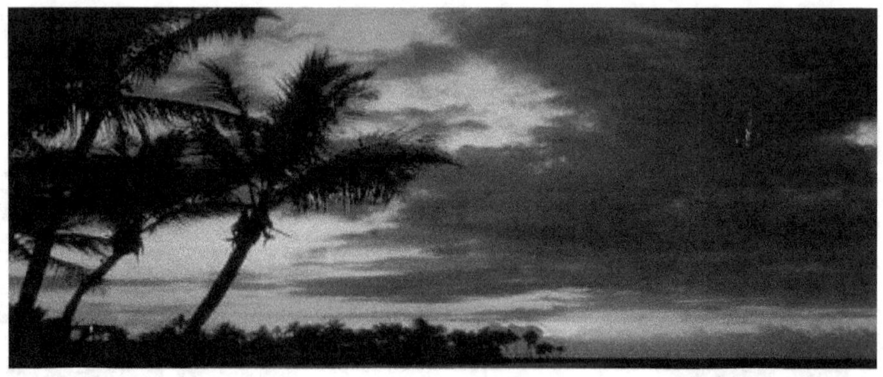

Esercizi di stimolazione cognitiva. Esercizi di stimolazione cognitiva appartenenti alla seconda fase del Training COGNITIVO-EMOTIVO: "Learning with Emotions". Ginnastica mentale, in ogni momento, con la presenza di...Vai a questo link

Learning with Emotions, l'e-book in pdf:

https://1drv.ms/b/s!Aj8oSlSLZm8Ege5H-RUPg9MoV6Cvhg?e = 9eNp09

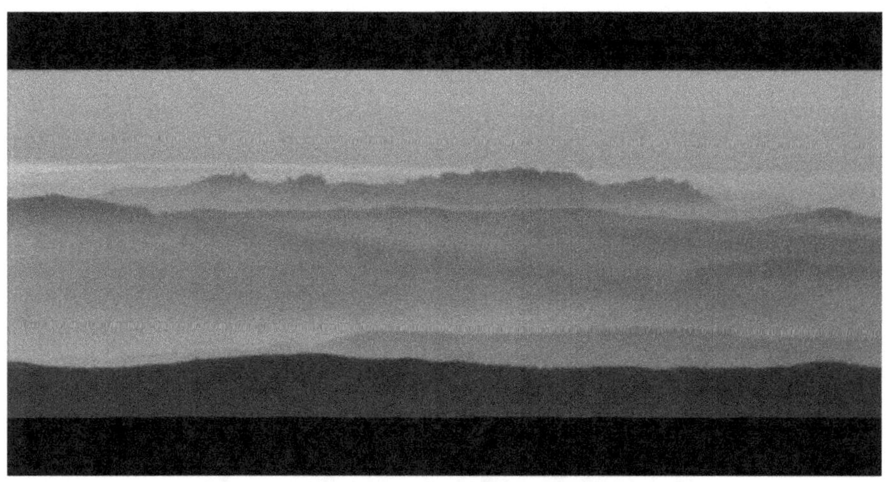

https://youtu.be/cS2pgfO3u_Y

Video con cui vorrei chiudere questa riflessione sulla Felicità nelle Avversità, la mia testimonianza è una risposta a questa domanda

https://sway.office.com/GxdiaMoo0crfgOUS?ref=

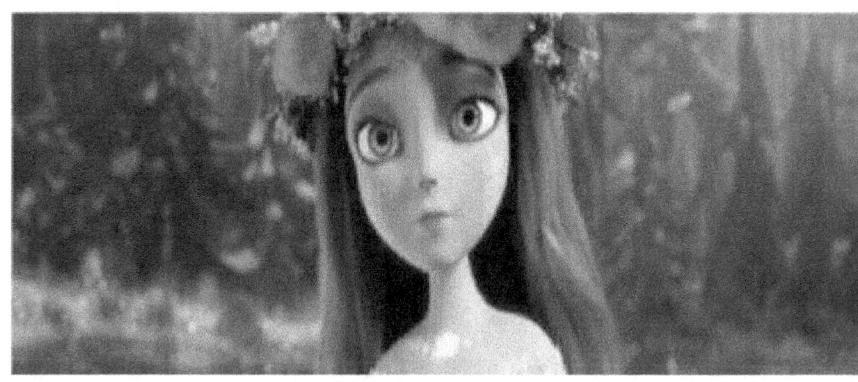

email

Se vuoi vivere questo capitolo in formato Mini Web.

240

Capitolo 4 Emozioni di fronte al COVID-19

Sebbene il confinamento possa essere una delle misure più mediatiche e persino impopolari, soprattutto quando, per la prima volta nella storia, il governo cinese arrivò a chiudere una delle sue province, impedendo la libera circolazione dei suoi abitanti, e stabilendo che si rinchiudessero nelle loro case permettendo loro di uscire solo per procurarsi dei viveri.

Una situazione fino ad oggi inedita, ma giustificata dalle autorità sanitarie come mezzo per contrastare la diffusione del COVID-19 e quindi ridurre la possibilità di contagiare gli altri, misura che in grado maggiore o minore è stata adottata da molti Paesi quando il numero dei cittadini, infatti, è cresciuto senza controllo, da pochi casi a centinaia o migliaia.

Un confino domiciliare che è stato preceduto dalla chiusura dei centri educativi, e che ha costretto i lavoratori a adattarsi a lavorare da remoto in modo da mantenere il più possibile l'attività economica. Anche se questa è stata l'esperienza di molte famiglie, che sono state persino sorprese dalla perdita di reddito economico da parte di alcuni o tutti i membri della famiglia.

Questa situazione è stata vissuta come particolarmente problematica tra coloro che hanno un familiare con una malattia, soprattutto quando è cronica o degenerativa, come nel caso del Morbo di Parkinson, dove i pazienti subiranno un deterioramento delle loro capacità fisiche con il coinvolgimento emotivo che ciò comporta, aggravato dall'attuale situazione di problemi economici nelle famiglie, che in alcuni casi hanno aumentato le tensioni tra i loro membri, che a loro volta si riflettono in problemi emotivi.

"Ebbene, possiamo tutti capire che la progressiva perdita di indipendenza peggiora lo stato generale di salute e benessere di ogni persona.

Ma pensiamo al caso di una persona con malattia di Parkinson che presenta rigidità, disturbi della postura, disturbi del sonno... se, con il progredire della malattia, sperimenta nuovi sintomi come mancanza di energia, rallentamento psicomotorio e cognitivo, difficoltà di concentrazione, ecc."

Capiremo che in questa persona sorgono sentimenti di tristezza, impotenza o disperazione." María Caridad Marín, FEP

Ma oltre alle conseguenze direttamente attribuibili al Morbo di Parkinson, nella vita del paziente se ne verificano anche altre che influenzeranno sia la sua qualità di vita che la sua autostima, come l'aumento del rischio di cadute.

La scarsa coordinazione motoria, ovvero un "cattivo movimento" è tra le cause più comuni di queste cadute, che possono avere conseguenze importanti come la frattura dell'anca da parte di chi soffre di Morbo di Parkinson, ma in che misura le cadute aumentano in questi pazienti?

A questo si è tentato di rispondere con un'indagine condotta dal San José Hospital Medical Center e dall'Arizona State University (USA) [114].

In totale, sono stati esaminati 401 adulti, tutti pazienti affetti da Parkinson, a cui è stato chiesto di avvisare ogni volta che avevano una caduta. Queste cadute sono state classificate come gravi o meno, a seconda delle conseguenze che hanno avuto sul paziente.

I pazienti che hanno frequentato la clinica Parkinson Muhammad Ali sono stati analizzati per due anni (2011-2012), escludendo dallo studio quelli che avevano disturbi associati che aumentano le possibilità di caduta, come la Paralisi Sopranucleare Progressiva, l'atrofia sistematica multipla, e degenerazione di Corticobasiler; allo stesso modo, sono stati esclusi dallo studio coloro che soffrono di qualche tipo di demenza, coloro che utilizzano protesi al ginocchio o all'anca o i non vedenti.

I risultati indicano un'alta incidenza di cadute, nel 51% dei pazienti si è verificata almeno una caduta durante il periodo di studio, di cui il 22% ha subito più di una caduta.

La ricerca conferma quanto altri studi precedenti avevano già sottolineato sull'importanza di prendersi cura di questa tipologia di pazienti nelle loro attività quotidiane, poiché è proprio in quei momenti che possono subire una caduta, con le conseguenze che ciò comporta sulla loro autostima e salute.

Gli autori avvertono che sebbene nella popolazione generale sopra i 65 anni la probabilità di cadere nell'arco di un anno influisca su una percentuale significativa come il 33%, questa è aumentata quasi il doppio nel caso che anche la persona soffra del Morbo di Parkinson, ma in che modo la paura di una caduta influisce sui pazienti con il Parkinson?

Questo è precisamente quello che ha cercato di scoprire un'indagine condotta dall'ospedale Rasoul Akram; insieme al Dipartimento di Neurologia della Facoltà di Riabilitazione; il Centro di Ricerca Riabilitativa del Dipartimento di Terapia Occupazionale; e il Dipartimento di Tecnologia Medica Avanzata dell'Università di Scienze Mediche dell'Iran; insieme al Center for Research on Technological Intelligence in

Neurorehabilitation of the Sharif University of Technology; la Facoltà di Scienze della Riabilitazione dell'Università di Scienze Mediche Shahid Beheshti e il Centro di Ricerca sulla Riabilitazione Neuromuscolare dell'Università di Scienze Mediche Semnan (Iran) [115].

Lo studio ha incluso 139 pazienti con diagnosi di Morbo di Parkinson di età compresa tra 48 e 72 anni.

La scala Hoehn e la scala Yahr [10]sono state somministrate a tutti loro, per sapere in quale fase della malattia si trovassero, hanno anche superato il Mini Mental Status Examination [12] per verificare che non avessero funzioni cognitive interessate; il Functional Reach Test [116] per valutare la postura del paziente mentre cammina; il [117] questionario QOL e il Parkinson's Disease Questionnaire-39 [36]; per valutare varie abilità che influenzano la qualità della vita come mobilità, supporto sociale, stigma percepito, cognizione, comunicazione, immagine di sé e sentimenti sulla propria salute; e la Fall Efficacy Scale-International [118] per valutare la paura di cadere del paziente.

I dati hanno trovato una relazione diretta tra la paura di cadere percepita e la qualità della vita, in modo tale che maggiore è la paura, minore è la qualità dei pazienti con malattia di Parkinson.

Cioè, e in base a questi risultati, va presa in considerazione l'attenzione a questo aspetto della paura, in questo caso di caduta, per la quale, senza dubbio, dovrebbero avere uno psicologo specializzato che offra validi strumenti affinché il paziente sappia conoscere le reali possibilità di cadere e come evitarlo.

Una strategia di informazione che mira a combattere la paura e quindi a migliorare indirettamente la qualità della vita dei pazienti con il Parkinson.

Depressione e Morbo di Parkinson

La tristezza è uno stato in cui si smette di sentirsi "pieni" o almeno "normali", considerata una delle emozioni fondamentali, insieme alla felicità o alla paura.

Ci sono molte ragioni che possono generare tristezza, dalla perdita di una persona cara, al non aver raggiunto l'obiettivo desiderato. La depressione e in base alla sua origine può essere distinta tra esogena ed endogena, nel primo caso detta depressione verrebbe da eventi esterni "negativi" che la persona sperimenta e che influenzano il suo umore, ad esempio, una rottura sentimentale o la perdita di una persona cara, come la tristezza provocata oltre il periodo del lutto.

"Tuttavia, è importante aggiungere che la depressione può anche essere precipitata da fattori psicosociali che non hanno nulla a che fare con i cambiamenti che avvengono nel cervello. Ci riferiamo al fatto che a volte nasce come reazione psicologica alle molteplici situazioni che la persona può vivere: ricevere la diagnosi, valutare il proprio stato e le proprie risorse personali per affrontare la situazione, prima dei cambiamenti che stanno avvenendo nel proprio modo di vivere o dovuti all'isolamento che si

può provare in un dato momento, ecc." María Caridad Marín, FEP

Tra i tanti effetti della depressione, si può riscontrare che è caratterizzata da sensi di colpa, disperazione e inutilità, con pensieri negativi; oltre ad una maggiore sensibilità al dolore, con disagio persistente, problemi digestivi, affaticamento, irritabilità, perdita di interesse per ciò che prima piaceva, difficoltà di concentrazione e disturbi del sonno, ma qual è l'impatto economico in un Paese del primo mondo della sofferenza della depressione tra i cittadini?

È proprio ciò che ha cercato di scoprire un'indagine condotta congiuntamente dall'Istituto di Epidemiologia, Medicina Sociale e Ricerca del Sistema Sanitario della Facoltà di Medicina di Hannover; insieme all'Istituto di Medicina generale dell'Università Goethe di Francoforte; e l'Istituto di Medicina Generale e Medicina di Famiglia dell'Università di Friedrich-Schiller Jena (Germania) [119].

Allo studio hanno partecipato settanta medici della rete sanitaria tedesca, che hanno effettuato una rivalutazione dei loro pazienti con diagnosi di depressione, contestualmente li hanno informati dello studio e raccolto il loro consenso a partecipare, alla fine hanno completato le indagini con 626 pazienti, di cui il 75,7% donne.

Sono stati raccolti cinque dati da ogni partecipante, il farmaco prescritto, le visite dal medico di base, le visite allo specialista, la psicoterapia seguita e il numero di ricoveri, il cui costo è stato estratto da tabelle standardizzate stimate dall'Ufficio Federale di Statistica.

Per verificare l'evoluzione di tale spesa nel tempo, è stata valutata in tre momenti, la prima volta insieme al consenso informato sul motivo della loro partecipazione, la seconda a sei mesi e l'ultima ad un anno dall'inizio dello studio.

I risultati mostrano che il costo medio per paziente con depressione maggiore per un anno è di 3.813 euro, non riscontrando differenze significative nella spesa sanitaria per questa patologia in base al sesso del paziente, nonostante nello studio tre quarti dei partecipanti erano donne.

In cifre macroeconomiche, tenendo conto del numero di pazienti con depressione maggiore che vengono curati, genera una spesa annua in Germania di 15,6 miliardi di euro.

Tale importo sembra eccessivo agli autori, pur essendo il disturbo psicologico più frequente tra i pazienti che si recano in ambulatorio, per questo gli autori dello studio suggeriscono interventi maggiori sia nella diagnosi precoce di questo disturbo che nella ricerca di nuove e migliori tecniche e terapie con cui ridurre il numero di consultazioni, e soprattutto il costo totale delle cure ricevute dai pazienti con depressione maggiore.

Sebbene i risultati siano rivelatori, non informano sul fatto che sia più o meno costoso del trattamento di altre malattie mentali, e anche di altre condizioni fisiche che vengono trattate, quindi non può essere stimato se sia una spesa eccessiva per le amministrazioni, o se deve essere prioritaria rispetto ad altre malattie a causa del suo costo elevato.

Tutto quanto sopra mostra come non sia un problema minore, per le sue implicazioni sia per quanto riguarda il paziente e la sua salute, sia per il costo economico che genera nel sistema sanitario, ma come ogni tipo di depressione influisce sull'aspettativa di vita?

A questo ha cercato di rispondere la School of Experimental Psychology presso l'Università di Bristol (Inghilterra) (Thomson, 2014), uno studio a cui hanno partecipato 1413 persone, di cui 785 avevano sofferto di depressione (480 endogena e 205 reattiva), la cui età media variava da 44 a 58 anni in cui soffrivano rispettivamente di depressione reattiva e depressione endogena, tra i partecipanti più della metà, il 67,7% erano donne; i dati del National Health Service Registry of England sono stati utilizzati come gruppo di controllo, dove sono state ottenute informazioni sul numero di attacchi di cuore subiti, nonché sul tasso di sopravvivenza delle persone con la stessa età.

I risultati hanno rilevato che gli uomini tendono a soffrire di un significativo accorciamento della vita a causa di problemi associati al cuore, ma questa relazione si verifica solo in caso di depressione endogena.

Di seguito, trascrivo l'intervista realizzata a Dª. María Caridad Marín Valero, psicologa e responsabile della Formazione per la Federazione Spagnola del Parkinson, che ci racconta la relazione tra depressione e Morbo di Parkinson.

«È vero che i sintomi depressivi si verificano solitamente nelle persone che mostrano i primi sintomi del Morbo di Parkinson? A cosa pensa sia dovuto?»

«Infatti, oggi sappiamo, grazie a studi effettuati con tecniche di neuroimaging funzionale, come SPECT e PET, che il Parkinson in realtà inizia diversi anni prima che la persona inizi a sperimentare le prime manifestazioni motorie.

In quel periodo di tempo precedente, che può essere di circa 4-5 anni, la persona con malattia di Parkinson, e come conseguenza delle regioni del cervello che sono affette da PD, inizia già a mostrare sintomi non motori come la perdita dell'olfatto, stitichezza, disturbi del sonno R.E.M e / o la depressione di cui parli.

In effetti, ci sono dati che suggeriscono che la depressione precede lo sviluppo dei sintomi motori in circa 1/3 dei casi di Parkinson.»

«Potrebbe essere che aver sofferto di depressione maggiore nella mezza età o più tardi sia un fattore di rischio per chi soffre del Morbo di Parkinson?»

«Attualmente l'eziologia della malattia di Parkinson non è chiara.

Sappiamo che il 10-15% dei casi è ereditario e che in una piccola serie di casi è stato identificato un gene che causa la malattia, ma la stragrande maggioranza dei casi con il Parkinson è sporadica e senza causa evidente.

L'ipotesi più diffusa è quella che difende che la PD possa essere dovuta ad una complessa interazione tra fattori tossici ambientali, tratti di predisposizione genetica ed invecchiamento.

Pertanto, sebbene ci siano ricerche che suggeriscono che la depressione potrebbe essere un fattore di rischio per malattie come cancro, ictus o Parkinson, questi sono studi in cui ci sono ancora molte domande aperte, incluso se la depressione di cui stiamo parlando sia un fattore di rischio o forse un sintomo precoce della malattia.»

«L'insorgenza di sintomi depressivi influisce negativamente sulla progressione della malattia di Parkinson e, in caso affermativo, esiste una procedura consolidata per trattarla?»

«Sì, sappiamo che i fattori psicologici influenzano notevolmente la condizione fisica e il livello di autonomia delle persone affette dal Parkinson.

È stato dimostrato che i sintomi depressivi costituiscono a lungo termine uno dei problemi più invalidanti e che riducono maggiormente la qualità della vita di queste persone, ed è anche associato ad una maggiore rapidità nel deterioramento delle funzioni cognitive e motorie, disturbi del sonno, dolore, disfunzione sessuale, ecc.

Per quanto riguarda la procedura stabilita per poter attuare il trattamento appropriato, prima di tutto, è necessario formulare una diagnosi clinica accurata.

A volte questo non è facile poiché alcuni dei sintomi caratteristici della depressione possono essere presenti anche nel Parkinson senza depressione, ad esempio la sensazione di stanchezza.

Inoltre, alcune persone non se ne rendono conto o non ammettono di essere depresse.

Successivamente, l'approccio alla depressione nel PD viene solitamente fatto da una doppia prospettiva psicofarmacologica e psicoterapeutica.

Nonostante oggi sia disponibile un buon numero di farmaci, attualmente non abbiamo l'antidepressivo ideale, quindi i trattamenti devono essere adattati alle esigenze di ogni persona, alla complessità dei suoi sintomi, alle potenzialità specifiche della persona che sperimenta effetti avversi ai farmaci psicotropi, ecc.

D'altra parte, le tecniche di psicoterapia si sono dimostrate utili anche nel trattamento della depressione nel Parkinson.

Queste includono quelle che si concentrano sui cambiamenti nel pensiero e nel comportamento che si verificano durante la depressione e anche quelle che forniscono supporto, comprensione e educazione alla persona.

Partecipare a gruppi di sostegno, svolgere qualche tipo di attività fisica e altri tipi di terapie, ci consente inoltre, in alcune occasioni, di migliorare lo stato emotivo della persona con malattia di Parkinson e anche di ridurre l'esaurimento che questi sintomi possono provocare nel personale addetto all'assistenza.»

«In che modo il trattamento farmacologico del Morbo di Parkinson è compatibile con quello della depressione?»

«Le diverse alternative terapeutiche sono sempre considerate in base ai sintomi clinici della persona con il Parkinson e tenendo conto del rischio di interazione farmacologica che può verificarsi tra i diversi farmaci, della presenza di altre malattie e quindi di altri trattamenti, eccetera.

Con tutto ciò, va notato che gli S.S.R.I (Selective Serotonin Reuptake Inhibitors) sono i farmaci oggi più utilizzati per il trattamento del Parkinson insieme alla quetiapina.

Sono farmaci che funzionano bene, sebbene possano causare effetti collaterali come alterazione dell'appetito, incubi o alterazione della libido.»

«È possibile prevenire i sintomi depressivi nei pazienti con Morbo di Parkinson? E se sì, come si fa?»

«È dimostrato che esistono alcune strategie che aiutano a prevenire, controllare e / o ridurre i problemi emotivi.

Tra questi, seguire sane abitudini alimentari e di sonno, rimanere attivi fisicamente e mentalmente, praticare esercizi di rilassamento e respirazione, evitare l'isolamento condividendo esperienze e sentimenti con gli altri, ecc.»

Come sopra descritto, esiste un'intima relazione tra la depressione ed il Morbo di Parkinson, motivo per cui è essenziale l'assistenza psicologica, che di solito viene offerta dalle stesse associazioni di pazienti. Nonostante questo, non tutti i malati cercano l'aiuto necessario per superare tale depressione.

Quindi e anche con la disponibilità di questo tipo di aiuto, non tutti i pazienti saranno disposti a richiedere cure psicologiche a causa dello stigma sociale che ancora oggi esiste, e questo nonostante le campagne che vengono svolte annualmente per sensibilizzare la popolazione sull'importanza del lavoro dei professionisti della salute mentale.

Per cercare di comprendere questa resistenza è stata condotta un'indagine congiunta dall'Australian Northern Territory Relations Agency della Charles Darwin University insieme alla Federation University (Australia) [120].

Lo studio ha messo a confronto due popolazioni adulte, quella anglosassone e quella greca (rispettivamente con 8 e 9 partecipanti), tutte residenti in Australia, che sono state sottoposte ad un colloquio semistrutturato le cui risposte sono state successivamente categorizzate e analizzate, tenendo conto della visione dei partecipanti sulla salute mentale e sulla presenza o meno di una consultazione.

I risultati mostrano che gli anglosassoni hanno meno problemi quando si tratta di rivolgersi ad un professionista, mentre i greci cercano di trovare un aiuto informale, compreso l'aiuto religioso per tentare di risolvere questo tipo di problema.

Comportamento che era in accordo con la visione dei problemi di salute mentale, dove i greci mostravano un maggiore stigma al riguardo, cioè vedendolo come un problema socialmente rifiutato, che poteva farli non andare da un professionista, nel caso "qualcuno li veda".

Come indicano gli autori, resta ancora molto lavoro da fare per sensibilizzare la popolazione a rivolgersi a professionisti della salute mentale quando necessario.

Specificando quanto sopra, va notato che l'insorgenza della depressione nel Morbo di Parkinson può verificarsi entro pochi giorni dal ricevimento della diagnosi o dopo alcuni anni di sofferenza della malattia.

Si stima che la prevalenza di questa relazione tra depressione e parkinsonismo, come è noto anche il Morbo di Parkinson, sia compresa tra il 10 e il 70%.

Se ci fermassimo a pensare alle crescenti difficoltà che la persona sta vivendo quando si tratta di controllare i propri movimenti, non ci stupiremmo se questo diventasse un problema per il suo stato d'animo e persino per la sua autostima.

Passare dall'essere totalmente indipendenti, al bisogno sempre maggiore aiuto, sapendo che alla fine la dipendenza sarà assoluta, può affondare anche la persona più ottimista.

Ci si aspetterebbe che quelle persone che avevano fattori come la resilienza o un'ampia rete di sostegno familiare fossero quelle con le migliori possibilità di non cadere in detta depressione.

Cioè, poiché conosciamo i fattori coinvolti nella depressione tra i pazienti con malattia di Parkinson, possiamo stabilire i fattori protettivi, ma la depressione nel Parkinson può essere prevenuta?

A questo ha cercato di rispondere una ricerca effettuata dal Jinnah Postgraduate Medical Center dell'Istituto di Psichiatria della Baqai Medical University; insieme al Ziauddin Medical College e Isra University (Pakistan) [121].

Hanno partecipato allo studio novantasette pazienti con diagnosi di malattia di Parkinson di età compresa tra i 50 e gli 80 anni, metà dei quali donne.

A tutti è stato somministrato il questionario standardizzato per valutare la presenza di sintomi depressivi chiamato Beck Depression Inventory [71].

Sono state prese in considerazione le variabili sociodemografiche di sesso, età, livello economico e livello di istruzione, nonché il periodo di tempo in cui hanno sofferto del Parkinson.

I risultati, ottenuti da un livello superiore a nove nel test somministrato, indicano una maggiore prevalenza di sintomi depressivi tra le donne (10,2%) rispetto agli uomini (9,3%).

Per quanto riguarda l'età, è stato osservato che ai più anziani (over 60) c'è una percentuale maggiore di sintomi depressivi (8%) rispetto ai più giovani (1%).

Allo stesso modo, nessuno dei pazienti che aveva completato l'istruzione superiore (14 di loro) presentava sintomi significativi di depressione, rispetto all'11,8% di quelli con studi di base e al 9,4% di quelli con studi intermedi.

Per quanto riguarda il tempo di sofferenza da Morbo di Parkinson, chi ne soffriva da meno di 10 anni soffriva di una percentuale di depressione maggiore rispetto a chi ne aveva più di dieci (11,5% contro 5,6%).

Infine, e per quanto riguarda l'aspetto economico della famiglia, quando avevano redditi inferiori a 20.000 rupie pakistane, mostravano una percentuale di sintomi depressivi più elevata (12,8%), rispetto a chi aveva redditi compresi tra 20.000 e 40.000 rupie pakistane di una (7,4%) e rispetto al 4,3% di coloro che avevano un reddito familiare superiore a 40.000 rupie pakistane.

Tra i limiti dello studio c'è il fatto che non è stato introdotto un gruppo di controllo, per conoscere il livello di depressione nella popolazione con caratteristiche sociodemografiche simili, per poter determinare se sono superiori o meno.

Allo stesso modo, devono essere prese in considerazione le caratteristiche dell'idiosincrasia della popolazione pakistana, così come il suo sistema sanitario, motivo per cui sono necessarie nuove ricerche per verificare se i risultati precedenti vengono mantenuti.

Se questi risultati vengono corroborati in altre popolazioni, ottenendo differenze significative per ciascuna delle variabili indicate, allora si può indicare che le persone che hanno una maggiore probabilità di soffrire di depressione quando soffrono di Morbo di Parkinson sono quelle donne, di età superiore ai 60 anni. anni, che hanno il Parkinson da meno di dieci anni e che hanno anche studi di base e risorse finanziarie limitate.

Al contrario, gli uomini di età inferiore ai 60 anni, che soffrono della malattia da più di 10 anni e che hanno un livello di istruzione superiore e un reddito familiare elevato, saranno meno esposti a soffrire di depressione quando se colpiti dal Parkinson.

Una volta conosciuti i profili delle persone più vulnerabili, è possibile implementare speciali programmi di protezione affinché queste persone non cadano in depressione.

Ansia e Morbo di Parkinson

Nell'arco della giornata sono numerose le situazioni che richiedono la massima attenzione, in cui deve essere data la migliore risposta possibile, sia per fretta che per doversi occupare di più esigenze contemporaneamente. Queste richieste possono causare uno stress dannoso per la salute, che si mantiene a medio o lungo termine, denominato angoscia.

Ma c'è anche lo stress "buono", cioè quello che per un breve periodo di tempo esalta le capacità e fa sì che esse diano risposte più accurate nelle attività da svolgere. Questo secondo tipo di stress si definisce eustress.

Che sia "buono" o "cattivo" dipende sia dalla valutazione psicologica di eventi e situazioni stressanti sia dal fatto che questi vengano mantenuti per un certo tempo, quindi una situazione valutata come stimolante, ma attraente come un modo per superarsi o migliorare, ti motiva a dare il massimo, ottenendo successi che altrimenti non sarebbero raggiunti; ma se questa situazione si mantiene nel tempo, si verifica l'esaurimento delle risorse come spiegato nella Sindrome di Adattamento Generale (Selye, 1946), e con questo smetterebbe di essere motivante, diventando qualcosa di "insopportabile", cedendo il passo alla malattia.

Questa sindrome spiega precisamente come avverrà questo processo che è suddiviso in tre fasi:

- La reazione iniziale o di Allarme, dal momento in cui si verifica lo stimolo o la situazione stressante, il corpo deve prepararsi a rispondere.

- Resistenza o Adattamento, in questa fase il meccanismo ipotalamico ipofisario surrenale (HHA) inizia a rispondere alla domanda stressante; se questa scompare, l'organismo tenderà a una "disattivazione" prodotta da un meccanismo di feedback negativo, che utilizza la stessa via HHA, in modo che il cortisolo delle ghiandole surrenali inibisca la produzione dell'ormone di rilascio della corticotropina dalla ghiandola pituitaria e con questo disattiverà l'asse HHA, recuperando così i livelli basali prima dell'inizio dello stress; d'altra parte, se lo stimolo stressante viene mantenuto, l'organismo passerà alla fase successiva.

- Fase finale o esaurimento, in base al fatto che le risorse dell'organismo sono limitate e disponibili per un breve periodo, dopo di che si ha un esaurimento di queste, nonché lo stato di tensione che lo origina.

Questo esaurimento porterà tutta una serie di conseguenze nei diversi sistemi coinvolti che possono portare la persona ad ammalarsi.

Pertanto, uno stress a medio termine avrà una serie di conseguenze, come dolori muscolari, disturbi del sonno e dell'umore e immunodeficienza; mentre uno stress cronico invece provocherà effetti più gravi, essendo responsabile di alterazioni digestive che possono portare a ulcere e diarrea; aumenta l'obesità dovuta all'aumento dell'appetito e quindi la possibilità di soffrire di diabete; indebolimento del sistema immunitario, maggiore esposizione a infezioni e raffreddori; perdita di memoria, della motivazione, disturbi del sonno, umore alterato; e aumento della pressione sanguigna e della frequenza cardiaca, accumulo di colesterolo e trigliceridi nel sangue, con un aumentato rischio di malattie cardiache e ictus.

A livello psicologico, la tossicità acuta di alti livelli di cortisolo nel cervello colpisce alcune strutture neuronali che avranno un impatto sulle peggiori prestazioni cognitive, come nel caso dell'ippocampo, necessario per l'instaurazione di un nuovo apprendimento; aumenterà anche i sintomi di alcuni disturbi, come nel caso della schizofrenia dove a maggiori livelli di stress, corrisponde una maggiore espressione di sintomi psicotici.

L'asse HHA, quindi, misurerà come funziona il corpo, se lo fa correttamente, cioè se c'è un'attivazione specifica in situazioni di stress, la persona sarà in grado di dare la risposta appropriata al momento, sia di fuga o coping mentre, se si mantiene nel tempo, per il fatto che il fattore di stress è ancora presente, inizieranno a verificarsi dei "fallimenti" nel processo normale, e con questo aumenta la probabilità di soffrire di varie malattie.

E questo è dovuto alla stretta relazione tra il sistema immunitario c quello psicologico, poiché il primo è essenziale per il corretto recupero di qualsiasi alterazione dell'organismo; poiché basse difese immunitarie non solo rallentano questo processo, ma favoriscono anche la comparsa di infezioni ed altre malattie.

Relazione mediata dal tipo di personalità che si ha, quindi alti livelli di stress influenzeranno principalmente la salute del cuore, dove coloro che hanno personalità di tipo A sono particolarmente competitivi, irrequieti e con alti livelli di stress e ansia nella loro giornata, avendo una maggiore possibilità di soffrire di una malattia cardiaca, come un infarto, che, se si verifica, non solo aumenta la possibilità di avere un altro infarto ma indebolisce anche significativamente un muscolo importante come il cuore, potendo accorciare in molti casi mesi e persino anni di vita, al contrario, è emerso il termine personalità di tipo B, come protettore della salute, caratterizzato da un individuo calmo, con una mente pacifica, governato da valori di cooperazione e creatività, in grado di essere altrettanto efficace nei suoi compiti; in questo caso il cuore, lungi dal subire le "poste in gioco" quotidiane, sembra essere protetto e con questo si hanno meno attacchi che nella personalità di tipo A.

Ma mentre questi tipi di personalità sono i più conosciuti, pochi anni fa sono stati scoperti altri due tipi; quindi, nella personalità di tipo C, c'è un alto livello di espressione di emozioni, in particolare quelle positive, con un occultamento delle emozioni negative da parte di altre persone, di conseguenza avranno maggiori probabilità di soffrire di reumatismi, infezioni, allergie, malattie della pelle e cancro. D'altra parte, nel tipo di personalità D, si manifesta un alto livello di auto-richiesta, con comportamento iperattivo e bassa autostima; con disconnessione tra il mondo emotivo e quello "razionale", che li rende più propensi a soffrire di malattie psicosomatiche.

Per tutto quanto sopra descritto, è importante evitare alti livelli di ansia, sapendo che a seconda del tipo di personalità avrà alcuni effetti o altri.

Uno dei problemi legati all'ansia è che a volte non si sa se siano la causa o la conseguenza di alcune malattie come il Morbo di Parkinson.

L'ansia è presente in molte delle nostre azioni, ma può diventare un problema se mantenuta ad alti livelli, circostanza che di solito si osserva quando si tratta di una malattia cronica o incurabile.

Nel caso del Morbo di Parkinson, alcuni studi indicano che un paziente su due soffre anche di disturbo d'ansia, rispetto ad uno su sei che soffre di disturbo depressivo maggiore.

Per quanto riguarda i sintomi associati all'ansia nel Parkinson, questa si esprime con l'aumento dei sintomi motori, oltre a soffrire di episodi di ansia o panico, che andranno a detrimento della qualità della vita del paziente.

Qualcosa che fino ad ora non era valutato, considerando che il livello di ansia era causato o giustificato dalle condizioni di questa malattia neurodegenerativa, e se si analizzava era con strumenti generali di rilevamento dell'ansia. Ma può essere migliorata la valutazione dell'ansia nel Morbo di Parkinson?

È quanto ha cercato di scoprire uno studio condotto congiuntamente da vari centri di ricerca in Australia; Spagna; Stati Uniti d'America; Francia e Paesi Bassi [122], per questo, è stato creato e validato un nuovo strumento diagnostico denominato P.A.S (Parkinson Anxiety Scale).

Lo studio ha incluso 372 pazienti con diagnosi di Morbo di Parkinson a cui è stato somministrato il P.A.S, oltre ad altri strumenti già validati e standardizzati con cui effettuare il confronto, nello specifico con l'analisi Rasch degli items della Hamilton Anxiety Rating Scale [123] e il Beck Anxiety Inventory [71], un colloquio è stato utilizzato anche per determinare la presenza di disturbi d'ansia o depressione utilizzando la Mini International Neuropsychiatric Interview [124].

I risultati mostrano che il P.A.S con solo 12 elementi ha sufficienti garanzie statistiche per affermare che analizza correttamente i livelli di ansia tra i pazienti con malattia di Parkinson.

In effetti, valuta tre sottoscale, una riferita all'ansia persistente, un'altra all'ansia episodica e un'altra al comportamento di evitamento. Tra i limiti della ricerca si evidenzia la selezione della popolazione oggetto di studio, in cui sono stati analizzati solo pazienti affetti da Morbo di Parkinson idiopatico, un tipo specifico di Parkinson, e questi risultati non possono essere estrapolati ad altri tipi di Morbo di Parkinson fino a quando non saranno condotte ulteriori indagini. Allo stesso modo, durante il processo di selezione degli items, sono stati eliminati quelli sensibili all'età o al sesso del paziente, aspetti che, lungi dall'essere un problema, offrirebbero molte più informazioni, poiché consentirebbero la costruzione di strumenti per la popolazione giovane rispetto agli anziani, o per la popolazione femminile rispetto a quella maschile. Nonostante i limiti di cui sopra, lo strumento presentato mostra sufficienti garanzie statistiche per essere preso in considerazione nell'applicazione clinica nello studio dei livelli di ansia che si manifestano contemporaneamente alla malattia di Parkinson.

Per quanto riguarda i tempi di pandemia, va notato che il confinamento ha portato a grandi cambiamenti nei cittadini dato che dall'oggi al domani sono stati limitati nei movimenti, rinchiusi nelle loro case per giorni e giorni, senza sapere quanto durerà la situazione e nemmeno se queste limitazioni saranno efficaci.

Circostanze che hanno portato a cambiamenti nel modo di comunicare, ora basato sull'uso intensivo di nuove tecnologie, in cui diversi governi hanno cercato di rendere la vita il più normale possibile, quindi è stato suggerito ai cittadini di tenersi occupati con attività del tempo libero, oltre a condurre una vita ordinata dal punto di vista alimentare, igienico e sportivo, adatto ad ogni età, ma quali conseguenze ha il confinamento dei cittadini sullo stato d'animo?

A questo si è cercato di rispondere con un'indagine condotta dall'Università di Valladolid (Spagna) [125], allo studio hanno partecipato 3.550 adulti, che hanno risposto telematicamente a due questionari, il primo per valutare i sintomi depressivi e ansiosi, attraverso il Depression Anxiety Stress Scale [126]; e il secondo per valutare lo stress post-traumatico attraverso l'Impact of Event Scale [127].

I risultati riportano sintomi di ansia nel 32,4% dei partecipanti, mentre il 37% soffriva di stress e il 44,1% di depressione, con livelli più alti tra le donne e i giovani, soprattutto tra coloro che avevano precedenti problemi di ansia e depressione e che hanno manifestato sintomi che potrebbero far sospettare il contagio da COVID-19 secondo un'autovalutazione.

Cioè, e in base a questi risultati, 1 cittadino su 3 soffrirà di sintomi associati a stati emotivi, che saranno mediati principalmente dal sesso, dall'età e dal fatto che abbia avuto o meno una storia di problemi di ansia e depressione prima del confinamento.

Una situazione che genera alti livelli di stress mantenuti nel tempo, che segneranno ogni persona in modo diverso in virtù delle proprie caratteristiche psicologiche, che in alcuni casi mostreranno conseguenze nel medio e lungo termine una volta terminata la quarantena. È quindi prevedibile che si verifichi un maggior numero di casi di depressione o stress post-traumatico rispetto alla popolazione che non ha dovuto sopportare il confinamento domiciliare, come si è visto tra quelle isolate nel caso di Sindrome Respiratoria Acuta Grave, che proviene dalla famiglia dei coronavirus che causa una polmonite grave comparsa nel 2003 [128]. Pertanto, il confinamento non interesserà solo i pazienti con Morbo di Parkinson quando si tratta di andare dal medico, ed i parenti con limitazioni nelle visite, ma la situazione stessa può causare un aggravamento dei sintomi depressivi e ansiosi che potrebbe già essere presenti associati all'avanzamento della malattia.

Neuropsichiatria nel Morbo di Parkinson

La malattia di Parkinson (PD) è la seconda malattia neurodegenerativa più comune e colpisce circa l'1,7% delle persone di età superiore ai 65 anni [129]. È una malattia complessa e debilitante caratterizzata da sintomi motori di tremore, rigidità, bradicinesia (lentezza del movimento) e instabilità posturale e può essere accompagnata da vari sintomi non motori che vanno da sintomi neuropsichiatrici a disfunzioni autonome e / o sensoriali, e disturbi del sonno [130,131].

In genere inizia nella seconda metà della vita con una leggera predilezione maschile. La causa rimane sconosciuta fino ad oggi, ma sono note sindromi parkinsoniane, che possono essere di varia origine (degenerativa, infettiva, tossica e genetica).

Il Morbo di Parkinson è caratterizzato da una perdita di neuroni dopaminergici pigmentati nella parte compatta della substantia nigra e dalla presenza di corpi di Lewy.

Dal punto di vista biochimico, è un collasso del sistema dopaminergico nigrostriatale, con una soglia per la sua manifestazione superiore all'80% della perdita del sistema, sbilanciando molti circuiti neurali, non solo motori. Anche altri neurotrasmettitori sono alterati nel Parkinson, in particolare la neurotrasmissione colinergica (acetilcolina).

Pertanto, la carenza dei circuiti colinergici spiegherebbe, almeno in parte, il deterioramento della memoria osservato in questa malattia (nucleo basale di Meynert).

D'altra parte, l'insufficienza dei sistemi serotoninergico e noradrenergico (locus coeruleus) potrebbe contribuire a fenomeni di bradicinesia / acinesia e congelamento, ma potrebbe anche essere coinvolta nella comparsa di una sindrome depressiva, che è presente dal 20 al 40% dei pazienti.

Fino al 90% dei malati di Parkinson sperimenta complicazioni psichiatriche [132]. Questi pazienti, durante tutto il decorso della malattia sperimentano disturbi neuropsichiatrici, tra cui depressione, ansia, disturbi del sonno, psicosi e cambiamenti cognitivi e comportamentali [133].

Per i pazienti e le loro famiglie, questi disturbi neuropsichiatrici sono spesso più fastidiosi e angoscianti degli aspetti motori della malattia [134].

Negli ultimi anni la ricerca sul Parkinson ha smesso di concentrarsi esclusivamente sui suoi sintomi motori, allargando il focus agli aspetti che sono generalmente colpiti nel corso della malattia e che possono essere estremamente limitanti per il paziente, come gli aspetti cognitivi, comportamentali e funzionali.

Ora sappiamo che molti dei pazienti hanno deficit cognitivi che vanno dal deterioramento cognitivo lieve (MCI) alla demenza (demenza di Parkinson), durante tutta la malattia [135].

Tuttavia, ciò che è attualmente noto sulla prevalenza del MCI nel Parkinson, così come i suoi diversi profili cognitivi, è stato distorto da diversi fattori.

Da un lato, a causa delle molteplici definizioni del concetto di "deterioramento cognitivo", basato sull'utilizzo di vari test neuropsicologici, alcuni dei quali non validati in questa popolazione.

D'altra parte, la questione di cosa dovrebbe essere compresa dal MCI applicato a questa malattia neurodegenerativa.

Nel 2012 quando il gruppo di lavoro della Movement Disorders Society stabilisce i criteri per [136] DCL-PD, dove la valutazione neuropsicologica acquista grande valore.

I deficit cognitivi iniziali nel Parkinson possono non apparire evidenti, sebbene possano essere rilevati con un corretto esame neuropsicologico. In questo modo, possiamo trovare deficit cognitivi in pazienti apparentemente non affetti.

Questi deficit sono principalmente disturbi

disesecutivi. In questo senso, il profilo neuropsicologico riscontrato nei pazienti con Parkinson è simile a quello osservato nei pazienti con danno al lobo frontale, il che rafforza l'idea di una disfunzione della rete frontale-striata secondaria a deficit di dopamina [137].

D'altra parte, possiamo trovare pazienti che, sin dalle prime fasi, presentano disturbi clinici, come difficoltà nel mantenere l'attenzione durante la lettura, quando compiono sforzi mentali prolungati o quando devono eseguire operazioni mentali simultanee.

Colpisce la difficoltà di "trovare la parola" (il fenomeno della punta della lingua), che è correlata a deficit nella fluidità verbale semantica sin dalle prime fasi della malattia.

Sono comuni anche problemi nel ricordare eventi episodici recenti. Le difficoltà nella pianificazione delle attività e nell'organizzazione della vita quotidiana possono essere percepite molto presto dai pazienti e sono state correlate a disfunzioni esecutive.

Man mano che il declino cognitivo progredisce, la memoria ed i sintomi esecutivi diventano più evidenti.

Nella transizione verso la demenza, sorgono problemi di linguaggio e i pazienti con Parkinson incontrano difficoltà nella comprensione e nella produzione del linguaggio, con la tendenza a perdere il filo della conversazione [138].

Il concetto classico di demenza sottocorticale nel Parkinson implica prevalentemente il coinvolgimento delle funzioni esecutive, dell'attenzione, della percezione visiva [139] e dei domini che non influenzano la memoria.

Tuttavia, come accennato in precedenza, tra i sintomi di questi pazienti possono comparire disturbi della memoria e del linguaggio [140–142].

Recentemente è stato suggerito che la funzione esecutiva frontale (circuiti frontostriatali) e il coinvolgimento corticale posteriore (temporale e parieto-occipitale) nel Parkinson sarebbero due concetti con una base genetica e una predisposizione chiaramente differenziate [136].

Una serie di studi longitudinali [143] ha rilevato che i deficit frontali-subcorticali, che sono stati collegati a disfunzioni dopaminergiche nella via nigrostriatale, possono rimanere stabili per molti anni. Tuttavia, hanno anche concluso che il deterioramento delle funzioni corticali più posteriori, legate al sistema colinergico, aumenterebbe il rischio di conversione alla demenza [144].

Pertanto, i disturbi neuropsichiatrici, come il deterioramento cognitivo, potrebbero essere secondari ad un'alterazione dei circuiti subcorticali frontale e sono caratterizzati da decelerazione cognitiva e motoria, disfunzione esecutiva e perdita di memoria.

Le basi neurobiologiche per lo sviluppo dei disturbi neuropsichiatrici nel Parkinson sono sempre più note. Tuttavia, non dobbiamo dimenticare l'importanza della dimensione psicosociale e personale della malattia. Va notato che i sintomi spesso precedono i sintomi motori tipici, con la conseguente importanza per la diagnosi precoce ed il trattamento.

Il paziente dovrà far fronte ai ritmi imposti, soprattutto, dalle fluttuazioni dopaminergiche intermittenti, dipendenti in gran parte dalla somministrazione stessa di una combinazione di farmaci adeguata e personalizzata. La giornata deve essere pianificata meticolosamente in base alle aree in cui il paziente sa di essere più funzionale, nonostante la costante insicurezza in cui vive.

A ciò si aggiungono le oscillazioni del comportamento, degli stati d'animo e dei sintomi puramente motori, che a lungo andare esauriscono le risorse adattative dei pazienti. Sono necessari ulteriori studi per comprendere la fisiopatologia della depressione e i sintomi depressivi nei pazienti con Parkinson devono essere valutati nella pratica clinica.

Depressione

In generale, è accettato che i cambiamenti depressivi clinicamente significativi si verificano nel 40-50% dei pazienti con Parkinson [145].

Una revisione sistematica ha rivelato che il 17%, 22% e 13% dei pazienti presenta rispettivamente depressione maggiore, depressione minore e distimia [132].

La depressione si sviluppa nel 23-40% dei pazienti con Parkinson ed i sintomi depressivi spesso precedono i tipici sintomi motori e non esiste una correlazione lineare con la durata o la gravità della malattia [146,147].

Alcuni autori hanno riferito che la depressione era comune nelle fasi avanzate, ma può anche essere presente nelle fasi iniziali [148,149].

Tuttavia, la depressione sembra essere positivamente correlata all'età del paziente. [132]. Solo il 25% dei sintomi depressivi viene adeguatamente trattato [150,151].

Attualmente, i meccanismi alla base della depressione nel Parkinson rimangono sconosciuti. I fattori psicologici sono rilevanti, ma i fattori psicosociali e la disabilità non sono i determinanti dominanti dei disturbi depressivi nel Parkinson [151,152].

Al contrario, i fattori neurobiologici associati alla malattia neurodegenerativa sottostante ed ai suoi trattamenti somatici forniscono un contesto per tassi più elevati di sintomi depressivi nel Parkinson, rispetto ai pazienti con [149] altre condizioni disabilitanti croniche e alla prevalenza della depressione nelle persone affette da Parkinson è stata descritta più alta rispetto ad altri pazienti con disabilità equivalenti (ad esempio, pazienti paraplegici) [149], il che esclude l'ipotesi di depressione puramente reattiva.

Inoltre, l'eccellente risposta della sindrome depressiva agli antidepressivi triciclici, nonché agli inibitori della ricaptazione della serotonina, e la sua scarsa risposta alla levodopa, consentono di incriminare una sottostante alterazione biochimica. In particolare, è stata rilevata una deficienza noradrenergica nel nucleo coerulcus [130].

Studi post mortem su pazienti con Parkinson depressi hanno confermato la diminuzione della densità dei neuroni serotoninergici e dopaminergici rispettivamente nell'area del rafe dorsale e del tegmentale ventrale [153,154]. Nella depressione, i tre sistemi serotonina-norepinefrina-dopamina si evolvono insieme.

La maggior parte delle molecole antidepressive utilizzate oggi agisce sulla neurotrasmissione di una o più di queste sostanze.

Per quanto riguarda la dopamina, i risultati sono controversi e dipendono non solo dalla neurotrasmissione dopaminergica ma anche dal coinvolgimento di altri circuiti neuronali interessati. Nella depressione sono coinvolti i gangli della base e la corteccia frontale, come nel Parkinson.

Queste somiglianze nei circuiti neurologici interessati sono ciò che spiegherebbe perché i segni depressivi possono accompagnare o addirittura precedere i segni motori della malattia.

Sebbene questi segni siano spesso sottovalutati, principalmente a causa di una inevitabile sovrapposizione tra sintomi parkinsoniani e sintomi depressivi (ipomimia, apatia, ecc.), sono essenziali per la diagnosi e il corretto trattamento della depressione.

Anatomicamente, la depressione sembra essere cinque volte più comune nei pazienti con parkinsonismo emilaterale sinistro. D'altra parte, i pazienti con sindrome parkinsoniana atipica sviluppano uno stato depressivo più frequentemente rispetto ai pazienti con sindrome parkinsoniana tipica [155].

Va ricordato che specifici sintomi depressivi, come rallentamento mentale o mancanza di flessibilità, si aggiungono ai sintomi della malattia disesecutiva generalmente associata e quindi possono contribuire al declino cognitivo del Parkinson.

Disturbi d'ansia

La prevalenza dei disturbi d'ansia nel Parkinson varia

dal 25% al 45% e sono spesso in comorbidità con la depressione [122,156,157]. I pazienti con malattia di Parkinson con depressione e ansia in comorbidità hanno sintomi di Parkinson più gravi, mostrano una risposta più debole al trattamento per la depressione e hanno una maggiore compromissione funzionale [158].

Sono caratterizzati da disagio, paura inappropriata o sproporzionata e dalla sensazione che stia per accadere qualcosa di orribile. Sono generalmente associati a disturbi vegetativi come palpitazioni, sudorazione eccessiva, tremori, senso di costrizione al torace o alla gola, mancanza di respiro, bocca secca e dolore addominale. Questi parossismi di ansia possono manifestarsi durante le fluttuazioni motorie associate ai trattamenti con levodopa, in particolare durante le fasi più sintomatiche, ed essere accompagnati da grande tristezza e irritabilità. In generale, i sintomi non motori possono essere associati a fluttuazioni motorie [130].

I malati di Parkinson colpiti da depressione hanno un declino cognitivo e motorio più [159]veloce, così come una qualità di vita più scarsa e una mortalità più alta rispetto ai pazienti con Parkinson non depressi [160,161].

Instabilità emotiva

L'instabilità emotiva è definita da un rapido e

significativo cambiamento dell'umore che può svilupparsi facilmente e scomparire rapidamente (sbalzi d'umore).

Generalmente, questo cambiamento è correlato ad un indebolimento dei meccanismi cortico-subcorticali frontali alla base del controllo volontario delle reazioni emotive.

La labilità emotiva è anche descritta come una maggiore sensibilità e persino "sentimentalismo". Sono persone che tendono a piangere per stimoli che sarebbero banali in un altro contesto [162].

Nel Parkinson, la labilità emotiva può imitare il disturbo bipolare a fasi, associato a fluttuazioni motorie. Tuttavia, il disturbo bipolare è stato anche associato al Parkinson, questi pazienti possono sentirsi euforici in determinati momenti e disposti a suicidarsi in altri [163].

Anedonia

L 'anedonia è la perdita di piacere durante attività abitualmente gratificanti. È generalmente secondaria a lesioni bilaterali dei nuclei basali.

Questa opacità affettiva indica una disfunzione delle aree cingolate anteriori, del nucleo accumbens, della substantia nigra e del tegmento ventrale, nonché del telencefalo basale, che si verificano più spesso a livello bilaterale.

Disturbi del controllo degli impulsi

I tratti ossessivo-compulsivi sono stati descritti anche nel Parkinson, come manierismo, rigidità morale e rituali organizzati [164]. Questi tratti ossessivo-compulsivi potrebbero persino rappresentare una personalità premorbosa diversi anni prima della comparsa dei segni motori e consentire una diagnosi precoce del Parkinson. Più avanti nel corso della malattia, sono associati a fluttuazioni motorie indotte dalla levodopa [165] o sindrome da disregolazione dopaminergica.

C'è un'alterazione nel comportamento, correlata alla terapia sostitutiva della dopamina, che può portare (durante l'abuso o una tolleranza inferiore) a un disturbo del controllo degli impulsi (ICD).

Includono una perdita di senso critico e abilità sociali, indifferenza per le conseguenze delle loro azioni, emotività durante gli atti compulsivi e perdita di autostima, senso di colpa, vergogna, ritiro sociale, segni depressivi e tratti paranoici. Questo disturbo generalmente si manifesta attraverso lo shopping compulsivo e/o l'ipersessualità [166].

Disturbi della comunicazione emotiva

L'alterazione dell'espressione emotiva spontanea del viso è parte integrante della sintomatologia parkinsoniana [135,167].

Alterazioni simili sono state descritte nella comunicazione verbale, con una perdita di prosodia [138] in primo piano, e nella comunicazione gestuale, con acinesia o bradicinesia nei gesti e nelle posture.

D'altra parte, una frammentazione nella comunicazione (comprensione, semantica, sintattica, alessitimia), memoria e immagini mentali emotive, così come la stessa comprensione delle emozioni emesse dagli altri, sono state poco descritte nella letteratura [168]. La percezione della prosodia emotiva nel Parkinson è caratterizzata da una serie di caratteristiche:

-la capacità di riconoscere esplicitamente il tono del discorso emotivo diminuisce [169–171].

-l'elaborazione intenzionale della prosodia emotiva è alterata [172].

-I deficit riducono la qualità della vita dei pazienti [173].

È importante notare che la depressione deva essere considerata come un possibile fattore di confusione [174].

Psicosi

I sintomi psicotici sono fortemente correlati alla necessità di affidamento in case di cura e alla mortalità

[175].

Fino al 40% dei pazienti presenta allucinazioni visive, generalmente benigne, mentre i sintomi più sinistri, come deliri, ideazione paranoide e delirio, diventano più frequenti con il progredire della malattia [176].

Disturbi del profilo psicotico, principalmente indotti da farmaci, sono stati osservati frequentemente nel Parkinson, principalmente dopo l'assunzione di dopaminergici o anticolinergici.

Sono state descritte caratteristiche psicotiche con la presenza di allucinazioni, illusioni, paranoia, sindrome di Capgras, delusioni, disturbi sessuali, depressione, ansia, mania, disturbo ossessivo-compulsivo e disturbi del sonno (insonnia e incubi) [177].

Ci sono casi di diplopia (che potrebbero simulare allucinazioni visive o minori) e illusioni nel campo visivo periferico.

Queste illusioni, oltre a discreti episodi di confusione, sono disturbi la cui diagnosi precoce, in una fase lieve, è un passaggio essenziale per aggiustare il farmaco ed evitare un peggioramento che a volte può portare a ricoveri o ricoveri in ambiente più protetto.

Gli individui con allucinazioni minori isolate comunemente progrediscono verso allucinazioni più gravi e vengono indirizzati alle case di cura [178].

I sintomi psicotici generalmente rispondono favorevolmente agli antipsicotici atipici, in particolare clozapina e quetiapina, che hanno il minor impatto sui sintomi motori.

Intervista sul Programma Contigo de la F.E.P

Di seguito, trascrivo l'intervista realizzata a Dª. Beatriz Sánchez de Molina, psicologa e coordinatrice del Programma Contigo, che ci illustra il Programma Contigo della Federazione Spagnola di Parkinson ed il lavoro che svolgono in essa.

«Cos'è il Programma Contigo e qual è il suo obiettivo?»

«Il programma Contigo è un servizio che copre due aree di intervento: da un lato il servizio attraverso le nuove tecnologie e il numero telefonico 902 113 942; e, dall'altro, formazione per le persone colpite, le loro famiglie e gli operatori sanitari nelle associazioni e nei centri sanitari.

Il suo obiettivo principale è quello di facilitare e promuovere informazioni e formazione di qualità sulla malattia al fine di fornire cure personalizzate da parte di professionisti specializzati nella Morbo di Parkinson.»

«Come è nato il Programma CONTIGO e qual è il lavoro che svolgete?»

«A settembre 2013 abbiamo presentato il Programma Contigo, nato dal vecchio Servizio di Assistenza Completa che la Federazione ha avviato nel 2011 e nato dall'impegno fondante della F.E.P per promuovere informazione e formazione di qualità sul Morbo di

Parkinson; facilitare l'accesso ad esso per i familiari, gli addetti all'assistenza e le persone colpite; e fornire loro un'attenzione di qualità e personalizzata. Ci concentriamo su due aree: assistenza sanitaria sociale e formazione in presenza.

L'area sociosanitaria è composta da un team di due infermiere e una psicologa specializzata in Parkinson che effettuano delle visite mediante le nuove tecnologie e chiamando il 902 113 942.

Riceviamo chiamate ed e-mail da persone con malattia di Parkinson, familiari, operatori sanitari, studenti, professionisti e persone interessate a questa patologia.

Queste richieste possono essere effettuate tramite l'e-mail consultations@fedesparkinson.org e il numero di telefono 902 113 942. D'altra parte, un team di sette infermieri svolge consultazioni personalizzate nelle associazioni di Parkinson.

Per quanto riguarda la formazione in presenza, organizziamo seminari di formazione sulla cura nella malattia di Parkinson. Questi sono tenuti dall'intera squadra infermieristica e psicologica del Programma Contigo.

L'obiettivo di questi corsi di formazione è offrire alle persone colpite e alle loro famiglie i consigli e gli strumenti necessari per risolvere le difficoltà che sorgono nella loro vita quotidiana come conseguenza della progressione della malattia e facilitare il loro accesso a infermieri specializzati nella patologia.»

«Perché è così importante che esista il Programma CONTIGO?»

«Nel Morbo di Parkinson interviene una vasta gamma di sintomi, motori e non motori, molti dei quali davvero invalidanti.

Tuttavia, c'è molta ignoranza e la malattia è correlata solo ad alcuni dei sintomi.

A questo va aggiunto che più di 150.000 famiglie in Spagna convivono con questa patologia.

La mancanza di conoscenza e l'alta prevalenza rendono essenziale questo tipo di servizio.

Inoltre, il Parkinson è progressivo ed i malati e le loro famiglie devono adattarsi a nuove sfide man mano che si presentano con la progressione della malattia.

Ecco perché hanno bisogno di informazioni affidabili e di qualità, oltre ad una formazione costante sulla patologia.»

«A chi si rivolge il programma CONTIGO?»

«Alle persone con Morbo di Parkinson, ai familiari, agli addetti all'assistenza ed ai professionisti sociosanitari.»

«Come viene finanziato il Programma CONTIGO?»

«Contigo è un programma nato dalla Federazione Spagnola del Parkinson come risultato del nostro impegno fondamentale per offrire e facilitare l'accesso a informazioni e formazione di qualità per i malati e le loro famiglie.

Il programma è finanziato con i fondi propri dell'ente e si avvale della collaborazione di AbbVie.»

«Di quali risorse materiali e di personale dispone il Programma CONTIGO?»

«Le risorse umane che abbiamo nel programma sono: una psicologa e nove infermieri, tutti specializzati nel Morbo di Parkinson.»

«Nel Programma CONTIGO è consentita la partecipazione di volontari e, in caso affermativo, quale formazione precedente o requisiti devono soddisfare?»

«Data la specificità del Programma e l'elevata specializzazione dei lavoratori, non si prende in considerazione la partecipazione di volontari.»

«Qualche psicologo partecipa al Programma CONTIGO e se sì, qual è il suo ruolo?»

«Sì, abbiamo uno psicologo incaricato di risolvere i dubbi sul Parkinson per i malati, così come per gli addetti all'assistenza, studenti o anche professionisti; offrire una guida psicologica alle persone che ne fanno richiesta; e formazione nella cura emotiva.»

«Che tipo di workshop organizza il Programma CONTIGO e a chi si rivolgono?»

«I workshop che realizziamo sono pratici. Attraverso questi, i malati, i membri della famiglia e gli operatori sanitari hanno accesso agli strumenti e ai consigli necessari per risolvere le difficoltà che sorgono nella loro vita quotidiana come conseguenza della malattia. Sviluppiamo seminari sulle cure nel Morbo di Parkinson.

I seminari attualmente in corso sono: "Cure nel Parkinson", "Dieta e Morbo di Parkinson", "Riposo e sonno nel Parkinson, "Respirazione e movimento nel Morbo di Parkinson", "Pulizia e igiene nel Parkinson" e "Cura nell'assunzione di farmaci nel Parkinson".»

«Il programma CONTIGO è coordinato con altre attività offerte dalla Federazione Spagnola Parkinson?»

«*Sì, il personale socio-sanitario offre supporto e consulenza al resto del team e alle associazioni federate.*»

«Quali sono i risultati ottenuti dal programma CONTIGO?»

«*Dall'inizio, abbiamo soddisfatto quasi 8.000 richieste, organizzato più di 170 seminari e indagini personalizzate a cui hanno partecipato più di 3.200 persone.*»

«Quali sono gli obiettivi che devono essere raggiunti in futuro dal programma CONTIGO?»

«*In questo momento stiamo lavorando per aumentare l'offerta formativa includendo nuovi argomenti e nuovi contenuti per i workshop che realizziamo.*

E, d'altra parte, vogliamo raggiungere un numero maggiore di persone, soprattutto quelle che non hanno un'associazione vicina a loro.

É possibile contattare i nostri professionisti tramite il numero di telefono della Federazione Spagnola Parkinson 902 113 942 o tramite l'e-mail: consultations@fedesparkinson.org.»

Bibliografia

[1]   Fioravanti V, Benuzzi F, Codeluppi L, Contardi S, Cavallieri F, Nichelli P, et al. MRI correlates of Parkinson's disease progression: A voxel based morphometry study. Parkinsons Dis 2015. https://doi.org/10.1155/2015/378032.

[2]   Trenkwalder C, Chaudhuri KR, Martinez-Martin P, Rascol O, Ehret R, Vališ M, et al. Prolonged-release oxycodone-naloxone for treatment of severe pain in patients with Parkinson's disease (PANDA): A double-blind, randomised, placebo-controlled trial. Lancet Neurol 2015;14:1161–70. https://doi.org/10.1016/S1474-4422(15)00243-4.

[3]   Organización Panamericana de la Salud. CIE-10 Clasificación Estadística Internacional de Enfermedades y Problemas Relacionados con la Salud Décima Revisión Volumen 2 Manual de instrucciones Volumen 1 Introducción Centros Colaboradores de la OMS para la Clasificación de Enfermedades Informe de. 1995.

[4]   American Psychiatric Association. DSM-5, Manual diagnóstico y estadístico de los trastornos mentales. Panamericana; 2018.

[5]   Frazzitta G, Balbi P, Gotti F, Maestri R, Sabetta A, Caremani L, et al. Pisa syndrome in Parkinson's disease: Electromyographic aspects and implications for rehabilitation. Park Dis 2015;2015.

[6]   Rana AQ, Saleh M. Relationship between resting and action tremors in Parkinson's disease. J Neurosci Rural Pract 2016;7:232–7. https://doi.org/10.4103/0976-3147.176192.

[7]   Martinez-Martin P, Fontan C, Frades BP, Petidier R. Parkinson's disease: quantification of disability based on the Unified Parkinson's Disease Rating Scale. Neurologia 2000;15:382–7.

[8]   Aygun D, Akpinar CK, Yon S, Onar MK. Effect of clinical autonomic dysfunction on cognitive functions in Parkinson's disease. Dicle Tıp Derg 2017:225–30. https://doi.org/10.5798/dicletip.338976.

[9]   Martínez-Martín P, Benito-León J, Burguera JA, Castro A, Linazasoro G, Martínez-Castrillo JC, et al. The SCOPA-Motor Scale for assessment of Parkinson's disease is a consistent and valid measure. J Clin Epidemiol 2005;58:674–9. https://doi.org/10.1016/j.jclinepi.2004.09.014.

[10]   Hoehn MM, Yahr MD. Parkinsonism: Onset, progression, and mortality. Neurology 1967;17:427–42. https://doi.org/10.1212/WNL.17.5.427.

[11] Dick JP, Guiloff RJ, Stewart A, Blackstock J, Bielawska C, Paul EA, et al. Mini-mental state examination in neurological patients. J Neurol Neurosurg \& Psychiatry 1984;47:496–9.

[12] Cockrell JR, Folstein MF. Mini-mental state examination. Princ Pract Geriatr Psychiatry 2002:140–1.

[13] Ball LJ, Bisher GB, Birge SJ. A simple test of central processing speed: an extension of the Short Blessed Test. J Am Geriatr Soc 1999;47:1359–63.

[14] Dubois B, Slachevsky A, Litvan I, Pillon B. The FAB: A frontal assessment battery at bedside. Neurology 2000;55:1621–6. https://doi.org/10.1212/WNL.55.11.1621.

[15] Sriram T V, Rao MV, Narayana GS, Kaladhar D. A Comparison And Prediction Analysis For The Diagnosis Of Parkinson Disease Using Data Mining Techniques On Voice Datasets. Int J Appl Eng Res 2016;11:6355–60.

[16] Munhoz RP, Moro A, Silveira-Moriyama L, Teive HA. Non-motor signs in Parkinson's disease: a review. Arq Neuropsiquiatr 2015;73:454–62.

[17] Bonnet AM. L'UPDRS (Unified Parkinson's Disease Rating Scale). Rev Neurol (Paris) 2000;156:534–41.

[18] Albuquerque L, Coelho M, Martins M, Guedes LC, Rosa MM, Ferreira JJ, et al. STN-DBS does not change emotion recognition in advanced Parkinson's disease. Park Relat Disord 2014;20:166–9. https://doi.org/10.1016/j.parkreldis.2013.10.010.

[19] Froming K, Levy M, Schaffer S, Ekman P. The comprehensive affect testing system. Psychol Software, Inc Available Online Http//Www Psychol Com/CATS Htm 2006.

[20] Frazzitta G, Maestri R, Ferrazzoli D, Riboldazzi G, Bera R, Fontanesi C, et al. Multidisciplinary intensive rehabilitation treatment improves sleep quality in Parkinson's disease. J Clin Mov Disord 2015;2. https://doi.org/10.1186/s40734-015-0020-9.

[21] Postuma R, Romenets SR, Rakheja R. Physician guide non-motor symptoms of Parkinson's disease. Depression 2012;19:20.

[22] Hauser RA, Pahwa R, McClain TA, Lyons KE. Parkinson Disease Clinical Presentation: History, Physical Examination, Staging. Medscape 2020. https://emedicine.medscape.com/article/1831191-clinical (accessed 8 July 2020).

[23] Goldman JG, Postuma R. Premotor and nonmotor features of Parkinson's disease. Curr Opin Neurol

2014;27:434–41.

https://doi.org/10.1097/WCO.00000000000000112.

[24] LaRocco SA. Unmasking nonmotor symptoms of Parkinson disease. Nursing (Lond) 2015;45:26–32. https://doi.org/10.1097/01.NURSE.0000466443.2743 1.b3.

[25] Ronald P, Christos G. A guide to the non-motor symptoms of Parkinson's disease. McGill Univ Heal Cent Montréal 2012.

[26] Bonnet AM, Jutras MF, Czernecki V, Corvol JC, Vidailhet M. Nonmotor symptoms in Parkinson's disease in 2012: relevant clinical aspects. Park Dis 2012;2012.

[27] T S, G M, A D, G DL, P I, G M, et al. Outlining a Population 'At Risk' of Parkinson's Disease: Evidence From a Case-Control Study. Parkinsons Dis 2016;2016. https://doi.org/10.1155/2016/9646057.

[28] Montaser A. Inductively coupled plasma mass spectrometry. John Wiley \& Sons; 1998.

[29] Presotto M, Olchik MR, Shumacher Shuh AF, Rieder CRM. Assessment of nonverbal and verbal apraxia in patients with Parkinson's disease. Park Dis 2015;2015.

[30] Martins FC, Ortiz KZ. Proposta de protocolo para avaliação da apraxia de fala. Fono Atual 2004;30:53–61.

[31] Yitshak Sade M, Zlotnik Y, Kloog I, Novack V, Peretz C, Ifergane G. Parkinson's disease prevalence and proximity to agricultural cultivated fields. Park Dis 2015;2015.

[32] Unidos contra el Parkinson.com. El cobre y el Parkinson. Web Unidos Contra El Park 2011. https://portal.unidoscontraelparkinson.com/investig acion-parkinson/941-el-cobre-y-el-parkinson.html (accessed 23 June 2020).

[33] Terralia.com. COBRE 25%. SS Sulfato de cobre pentahidratado: Agroquímicos de México. Web TerraliaCom 2013. https://www.terralia.com/agroquimicos_de_mexico/vi ew_composition?composition_id=13411 (accessed 23 June 2020).

[34] Lawson RA, Yarnall AJ, Duncan GW, Breen DP, Khoo TK, Williams-Gray CH, et al. Cognitive decline and quality of life in incident Parkinson's disease: The role of attention. Park Relat Disord 2016;27:47–53. https://doi.org/10.1016/j.parkreldis.2016.04.009.

[35] Gill DJ, Freshman A, Blender JA, Ravina B. The Montreal cognitive assessment as a screening tool for cognitive impairment in Parkinson's disease. Mov Disord Off J Mov Disord Soc 2008;23:1043–6.

[36] Jenkinson C, Fitzpatrick RAY, Peto VI V, Greenhall R, Hyman N. The Parkinson's Disease Questionnaire (PDQ-39): development and validation of a Parkinson's disease summary index score. Age Ageing 1997;26:353–7.

[37] Yesavage JA, Brink TL, Rose TL, Lum O, Huang V, Adey M, et al. Development and validation of a geriatric depression screening scale: A preliminary report. J Psychiatr Res 1982;17:37–49. https://doi.org/10.1016/0022-3956(82)90033-4.

[38] Nicholl CG, Lynch S, Kelly CA, White L, Simpson PM, Wesnes KA, et al. The cognitive drug research computerized assessment system in the evaluation of early dementia-is speed of the essence? Int J Geriatr Psychiatry 1995;10:199–206.

[39] Robbins TW, James M, Owen AM, Sahakian BJ, McInnes L, Rabbitt P. Cambridge Neuropsychological Test Automated Battery (CANTAB): a factor analytic study of a large sample of normal elderly volunteers. Dement Geriatr Cogn Disord 1994;5:266–81.

[40] Carvalho KM, Winter E, de Souza Antunes AM. Evaluation of the Development of R\&D into Parkinson's Disease through Technology Monitoring Using Patent Documents and Scientific Articles. Int J Res 2015;17.

[41] Moreno JA, Halliday M, Molloy C, Radford H, Verity N, Axten JM, et al. Oral treatment targeting the unfolded protein response prevents neurodegeneration and clinical disease in prion-infected mice. Sci Transl Med 2013;5:206ra138-206ra138. https://doi.org/10.1126/scitranslmed.3006767.

[42] Martínez-Martín P, Rojo-Abuin JM, Rodríguez-Violante M, Serrano-Dueñas M, Garretto N, Martínez-Castrillo JC, et al. Analysis of four scales for global severity evaluation in Parkinson's disease. Npj Park Dis 2016;2:16007. https://doi.org/10.1038/npjparkd.2016.7.

[43] Martínez-Martín P, Rodríguez-Blázquez C, Forjaz MJ, de Pedro J, Aguilar M, Álvarez Saúco M, et al. The clinical impression of severity index for Parkinson's disease: International validation study. Mov Disord 2009;24:211–7. https://doi.org/10.1002/mds.22320.

[44] Guy W. Clinical global impression. Assess Man Psychopharmacol 1976:217–22.

[45] Viktrup L, Hayes RP, Wang P, Shen W. Construct validation of patient global impression of severity (PGI-S) and improvement (PGI-I) questionnaires in the treatment of men with lower urinary tract symptoms secondary to benign prostatic hyperplasia. BMC Urol 2012;12. https://doi.org/10.1186/1471-2490-12-30.

[46] Schwab RS. Projection technique for evaluating surgery in Parkinson's disease. Third Symp. Park. Dis., 1969, p. 152–7.

[47] Fi M, Dw B. Functional evaluation: the Barthel index. Md State Med J 1965;14:5.

[48] Zigmond AS, Snaith RP. The Hospital Anxiety and Depression Scale. Acta Psychiatr Scand 1983;67:361–70. https://doi.org/10.1111/j.1600-0447.1983.tb09716.x.

[49] EuroQol - a new facility for the measurement of health-related quality of life. Health Policy (New York) 1990;16:199–208. https://doi.org/10.1016/0168-8510(90)90421-9.

[50] Szeto JYY, O'Callaghan C, Shine JM, Walton CC, Mowszowski L, Naismith SL, et al. The relationships between mild cognitive impairment

and phenotype in Parkinson's disease. Parkinsons Dis 2015;1. https://doi.org/10.1038/npjparkd.2015.15.

[51] Litvan I, Goldman JG, Tröster AI, Schmand BA, Weintraub D, Petersen RC, et al. Diagnostic criteria for mild cognitive impairment in Parkinson's disease: Movement Disorder Society Task Force guidelines. Mov Disord 2012;27:349–56. https://doi.org/10.1002/mds.24893.

[52] Ravn AH, Thyssen JP, Egeberg A. Skin disorders in Parkinson's disease: Potential biomarkers and risk factors. Clin Cosmet Investig Dermatol 2017;10:87–92. https://doi.org/10.2147/CCID.S130319.

[53] on Rating Scales for Parkinson's Disease MDSTF. The unified Parkinson's disease rating scale (UPDRS): status and recommendations. Mov Disord 2003;18:738–50.

[54] World Meteorological Organization. Tropical Cyclone Naming 2020. https://public.wmo.int/en/About-us/FAQs/faqs-tropical-cyclones/tropical-cyclone-naming (accessed 7 March 2020).

[55] Jung K, Shavitt S, Viswanathan M, Hilbe JM. Female hurricanes are deadlier than male hurricanes. Proc Natl Acad Sci U S A

2014;111:8782–7.
https://doi.org/10.1073/pnas.1402786111.

[56]   Poon STF. Identifying and Comparing Mystery and
        Honesty as Emotional Branding Values in Brand
        Personality Design. Int J Recent Sci Res
        2016;7:9241–8.

[57]   O.N.U. La OMS y UNICEF son las agencias más
        respetadas en el mundo. Not ONU 2014.
        https://news.un.org/es/story/2014/05/1301751
        (accessed 20 March 2020).

[58]   O.M.S. Preguntas y respuestas sobre la enfermedad
        por coronavirus (COVID-19). Web La OMS 2020.
        https://www.who.int/es/emergencies/diseases/novel-
        coronavirus-2019/advice-for-public/q-a-
        coronaviruses (accessed 18 April 2020).

[59]   Willyard C. Coronavirus blood-clot mystery
        intensifies. Nature 2020.
        https://doi.org/10.1038/d41586-020-01403-8.

[60]   Rodríguez-Leor O, Cid-Álvarez B, Ojeda S, Martín-
        Moreiras J, Ramón Rumoroso J, López-Palop R, et
        al. Impacto de la pandemia de COVID-19 sobre la
        actividad asistencial en cardiología intervencionista
        en España. REC Interv Cardiol 2020.
        https://doi.org/10.24875/recic.m20000120.

[61] Tsanas A, Little MA, McSharry PE, Ramig LO. Accurate telemonitoring of Parkinson's disease progression by noninvasive speech tests. IEEE Trans Biomed Eng 2009;57:884–93.

[62] Uchitomi H, Ogawa KI, Orimo S, Wada Y, Miyake Y. Effect of interpersonal interaction on festinating gait rehabilitation in patients with Parkinson's disease. PLoS One 2016;11. https://doi.org/10.1371/journal.pone.0155540.

[63] Peacock CA, Sanders GJ, Wilson KA, Fickes-Ryan EJ, Corbett DB, Ridgel AL. Effects of an exercise intervention on body composition in older adult males diagnosed with Parkinson's disease: A brief report. Physiother Rehabil 2016;1:2.

[64] Burgess S, Rasmusson X. Parkinson's narratives: Onset experiences and perceived benefits of preferred physical activity. Adv Soc Sci Res J 2016;3.

[65] Kurlan R, Evans R, Wrigley S, McPartland S, Bustami R, Cotter A, et al. Tai Chi in Parkinson's disease: a preliminary randomized, controlled, and rater-blinded study. Adv Park Dis 2015;4:9.

[66] Yang JH, Wang YQ, Ye SQ, Cheng YG, Chen Y, Feng XZ. The effects of group-based versus individual-based tai chi training on nonmotor

symptoms in patients with mild to moderate Parkinson's disease: a randomized controlled pilot trial. Park Dis 2017;2017.

[67] Chaudhuri KR, Pal S, DiMarco A, Whately-Smith C, Bridgman K, Mathew R, et al. The Parkinson's disease sleep scale: a new instrument for assessing sleep and nocturnal disability in Parkinson's disease. J Neurol Neurosurg \& Psychiatry 2002;73:629–35.

[68] Hamilton M, Guy W. Hamilton depression scale. Group 1976;1:4.

[69] McKay JL, Bozzorg A, Nocera J, Hackney ME. The Influence of Parkinson's Disease and Neurotypical Aging on Cognitive Performance Among Volunteers for an Exercise-based Rehabilitative Intervention. BioRxiv 2017:126607.

[70] Hindmarch I, Lehfeld H, de Jongh P, Erzigkeit H. The Bayer activities of daily living scale (B-ADL). Dement Geriatr Cogn Disord 1998;9:20–6.

[71] Steer RA, Beck AT. Beck Anxiety Inventory. 1997.

[72] Gal O, Srp M, Konvalinkova R, Hoskovcova M, Capek V, Roth J, et al. Physiotherapy in Parkinson's disease: building ParkinsonNet in Czechia. Park Dis 2017;2017.

[73] Hagell P, Hariz G-M, Nilsson MH. P1. 131 The Parkinson's disease activities of daily living scale (PADLS) revisited. Park \& Relat Disord 2009;15:S62.

[74] Helmich RC, Bloem BR. The Impact of the COVID-19 Pandemic on Parkinson's Disease: Hidden Sorrows and Emerging Opportunities. J Parkinsons Dis 2020;10:351–4. https://doi.org/10.3233/JPD-202038.

[75] Conde Cardona G, Quintana Pájaro LD, Quintero Marzola ID, Ramos Villegas Y, Moscote Salazar LR. Neurotropism of SARS-CoV 2: Mechanisms and manifestations. J Neurol Sci 2020;412. https://doi.org/10.1016/j.jns.2020.116824.

[76] Li YC, Bai WZ, Hashikawa T. The neuroinvasive potential of SARS-CoV2 may play a role in the respiratory failure of COVID-19 patients. J Med Virol 2020;92:552–5. https://doi.org/10.1002/jmv.25728.

[77] Cain MD, Salimi H, Diamond MS, Klein RS. Mechanisms of Pathogen Invasion into the Central Nervous System. Neuron 2019;103:771–83. https://doi.org/10.1016/j.neuron.2019.07.015.

[78] Dubé M, Le Coupanec A, Wong AHM, Rini JM, Desforges M, Talbot PJ. Axonal Transport Enables

Neuron-to-Neuron Propagation of Human Coronavirus OC43. J Virol 2018;92. https://doi.org/10.1128/jvi.00404-18.

[79]   Mao L, Jin H, Wang M, Hu Y, Chen S, He Q, et al. Neurologic Manifestations of Hospitalized Patients with Coronavirus Disease 2019 in Wuhan, China. JAMA Neurol 2020. https://doi.org/10.1001/jamaneurol.2020.1127.

[80]   Yan CH, Faraji F, Prajapati DP, Boone CE, DeConde AS. Association of chemosensory dysfunction and Covid-19 in patients presenting with influenza-like symptoms. Int Forum Allergy Rhinol 2020;10. https://doi.org/10.1002/alr.22579.

[81]   Spinato G, Fabbris C, Polesel J, Cazzador D, Borsetto D, Hopkins C, et al. Alterations in Smell or Taste in Mildly Symptomatic Outpatients with SARS-CoV-2 Infection. JAMA - J Am Med Assoc 2020;323:2089–91. https://doi.org/10.1001/jama.2020.6771.

[82]   Beltrán-Corbellini Á, Chico-Garcíia JL, Martinez-Poles J, Rodriguez-Jorge F, Natera-Villalba E, Gómez-Corral J, et al. Acute-onset smell and taste disorders in the context of COVID-19: a pilot multicentre polymerase chain reaction based case--control study. Eur J Neurol 2020.

[83]   Netland J, Meyerholz DK, Moore S, Cassell M,
        Perlman S. Severe Acute Respiratory Syndrome
        Coronavirus Infection Causes Neuronal Death in
        the Absence of Encephalitis in Mice Transgenic for
        Human ACE2. J Virol 2008;82:7264–75.
        https://doi.org/10.1128/jvi.00737-08.

[84]   Chen N, Zhou M, Dong X, Qu J, Gong F, Han Y, et
        al. Epidemiological and clinical characteristics of 99
        cases of 2019 novel coronavirus pneumonia in
        Wuhan, China: a descriptive study. Lancet
        2020;395:507–13. https://doi.org/10.1016/S0140-
        6736(20)30211-7.

[85]   Wang D, Hu B, Hu C, Zhu F, Liu X, Zhang J, et al.
        Clinical Characteristics of 138 Hospitalized Patients
        with 2019 Novel Coronavirus-Infected Pneumonia
        in Wuhan, China. JAMA - J Am Med Assoc
        2020;323:1061–9.
        https://doi.org/10.1001/jama.2020.1585.

[86]   Olival KJ, Daszak P. The ecology of emerging
        neurotropic viruses. J Neurovirol 2005;11:441–6.
        https://doi.org/10.1080/13550280591002450.

[87]   Sahin AR, Erdogan A, Agaoglu PM, Dineri Y,
        Cakirci AY, Senel ME, et al. 2019 novel coronavirus
        (COVID-19) outbreak: a review of the current
        literature. EJMO 2020;4:1–7.

[88] Moriguchi T, Harii N, Goto J, Harada D, Sugawara H, Takamino J, et al. A first case of meningitis/encephalitis associated with SARS-Coronavirus-2. Int J Infect Dis 2020;94:55–8. https://doi.org/10.1016/j.ijid.2020.03.062.

[89] Helms J, Kremer S, Merdji H, Clere-Jehl R, Schenck M, Kummerlen C, et al. Neurologic features in severe SARS-COV-2 infection. N Engl J Med 2020;382:2268–70. https://doi.org/10.1056/NEJMc2008597.

[90] Sharifi-Razavi A, Karimi N, Rouhani N. COVID-19 and intracerebral haemorrhage: causative or coincidental? New Microbes New Infect 2020;35.

[91] Zhao H, Shen D, Zhou H, Liu J, Chen S. Guillain-Barré syndrome associated with SARS-CoV-2 infection: causality or coincidence? vol. 19. Lancet Publishing Group; 2020. https://doi.org/10.1016/S1474-4422(20)30109-5.

[92] Limphaibool N, Iwanowski P, Holstad MJV, Kobylarek D, Kozubski W. Infectious etiologies of Parkinsonism: Pathomechanisms and clinical implications. Front Neurol 2019;10. https://doi.org/10.3389/fneur.2019.00652.

[93] Rietdijk CD, Perez-Pardo P, Garssen J, van Wezel RJA, Kraneveld AD. Exploring Braak's hypothesis

of parkinson's disease. Front Neurol 2017;8. https://doi.org/10.3389/fneur.2017.00037.

[94] Jang H, Boltz D, Sturm-Ramirez K, Shepherd KR, Jiao Y, Webster R, et al. Highly pathogenic H5N1 influenza virus can enter the central nervous system and induce neuroinflammation and neurodegeneration. Proc Natl Acad Sci U S A 2009;106:14063–8. https://doi.org/10.1073/pnas.0900096106.

[95] Sadasivan S, Zanin M, O'Brien K, Schultz-Cherry S, Smeyne RJ. Induction of microglia activation after infection with the non-neurotropic A/CA/04/2009 H1N1 influenza virus. PLoS One 2015;10. https://doi.org/10.1371/journal.pone.0124047.

[96] Sadasivan S, Sharp B, Schultz-Cherry S, Smeyne RJ. Synergistic effects of influenza and 1-methyl-4-phenyl-1,2,3,6-tetrahydropyridine (MPTP) can be eliminated by the use of influenza therapeutics: experimental evidence for the multi-hit hypothesis. Npj Park Dis 2017;3. https://doi.org/10.1038/s41531-017-0019-z.

[97] Karpenko MN, Muruzheva ZM, Pestereva NS, Ekimova I V. An infection hypothesis of Parkinson's disease. Neurosci Behav Physiol 2019;49:555–61.

[98] Dourmashkin RR. What caused the 1918-30 epidemic of encephalitis lethargica? J R Soc Med 1997;90:515–20. https://doi.org/10.1177/014107689709000916.

[99] Jang H, Boltz DA, Webster RG, Smeyne RJ. Viral parkinsonism. Biochim Biophys Acta (BBA)- Molecular Basis Dis 2009;1792:714–21.

[100] Johnson ME, Stecher B, Labrie V, Brundin L, Brundin P. Triggers, Facilitators, and Aggravators: Redefining Parkinson's Disease Pathogenesis. Trends Neurosci 2019;42:4–13. https://doi.org/10.1016/j.tins.2018.09.007.

[101] Dorsey ER, Bloem BR. The Parkinson pandemic - A call to action. JAMA Neurol 2018;75:9–10. https://doi.org/10.1001/jamaneurol.2017.3299.

[102] Hou Y, Dan X, Babbar M, Wei Y, Hasselbalch SG, Croteau DL, et al. Ageing as a risk factor for neurodegenerative disease. Nat Rev Neurol 2019;15:565–81. https://doi.org/10.1038/s41582-019-0244-7.

[103] Murray CJL, Barber RM, Foreman KJ, Ozgoren AA, Abd-Allah F, Abera SF, et al. Global, regional, and national disability-adjusted life years (DALYs) for 306 diseases and injuries and healthy life expectancy (HALE) for 188 countries, 1990-2013:

Quantifying the epidemiological transition. Lancet 2015;386:2145–91. https://doi.org/10.1016/S0140-6736(15)61340-X.

[104] Okun MS. Parkinson's Treatment: The 10 Secrets to a Happier Life. Createspace Independent Pub; 2013.

[105] Mehta P, McAuley DF, Brown M, Sanchez E, Tattersall RS, Manson JJ. COVID-19: consider cytokine storm syndromes and immunosuppression. Lancet 2020;395:1033–4. https://doi.org/10.1016/S0140-6736(20)30628-0.

[106] De Felice FG, Tovar-Moll F, Moll J, Munoz DP, Ferreira ST. Severe Acute Respiratory Syndrome Coronavirus 2 (SARS-CoV-2) and the Central Nervous System. Trends Neurosci 2020;43. https://doi.org/10.1016/j.tins.2020.04.004.

[107] Desforges M, Le Coupanec A, Dubeau P, Bourgouin A, Lajoie L, Dubé M, et al. Human coronaviruses and other respiratory viruses: Underestimated opportunistic pathogens of the central nervous system? Viruses 2019;12. https://doi.org/10.3390/v12010014.

[108] Fazzini E, Fleming J, Fahn S. Cerebrospinal fluid antibodies to coronavirus in patients with Parkinson's disease. Mov Disord 1992;7:153–8. https://doi.org/10.1002/mds.870070210.

[109] Martyn CN, Osmond C. Parkinson's disease and the environment in early life. J Neurol Sci 1995;132:201–6. https://doi.org/10.1016/0022-510X(95)00148-U.

[110] Martyn CN. Infection in childhood and neurological diseases in adult life. Br Med Bull 1997;53:24–39. https://doi.org/10.1093/oxfordjournals.bmb.a011603.

[111] Papa SM, Brundin P, Fung VSC, Kang UJ, Burn DJ, Colosimo C, et al. Impact of the COVID-19 Pandemic on Parkinson's Disease and Movement Disorders. Mov Disord Clin Pract 2020;7:357–60. https://doi.org/10.1002/mdc3.12953.

[112] Lippi A, Domingues R, Setz C, Outeiro TF, Krisko A. SARS-CoV-2: At the Crossroad Between Aging and Neurodegeneration. Mov Disord 2020;35:716–20. https://doi.org/10.1002/mds.28084.

[113] Troyer EA, Kohn JN, Hong S. Are we facing a crashing wave of neuropsychiatric sequelae of COVID-19? Neuropsychiatric symptoms and potential immunologic mechanisms. Brain Behav Immun 2020;87. https://doi.org/10.1016/j.bbi.2020.04.027.

[114] Lieberman A, Deep A. Falls in Parkinson Disease. J Alzheimer's Dis Park 2016;6. https://doi.org/10.4172/2161-0460.1000248.

[115] Mehdizadeh M, Lajevardi L, Hassan Habibi SA, ArabBaniasad M, Baghoori D, Daneshjoo F, et al. The association between fear of falling and quality of life for balance impairments based on hip and ankle strategies in the drug On- and Off-phase of patients with idiopathic Parkinson' disease. Med J Islam Repub Iran 2016;30:453.

[116] PW D, DK W, J C, S S. Functional Reach: A New Clinical Measure of Balance. J Gerontol 1990;45. https://doi.org/10.1093/GERONJ/45.6.M192.

[117] Kuopio A-M, Marttila RJ, Helenius H, Toivonen M, Rinne UK. The quality of life in Parkinson's disease. Mov Disord Off J Mov Disord Soc 2000;15:216–23.

[118] Kempen GIJM, Yardley L, Van Haastregt JCM, Zijlstra GAR, Beyer N, Hauer K, et al. The Short FES-I: a shortened version of the falls efficacy scale-international to assess fear of falling. Age Ageing 2008;37:45–50.

[119] Krauth C, Stahmeyer JT, Petersen JJ, Freytag A, Gerlach FM, Gensichen J. Resource Utilisation and Costs of Depressive Patients in Germany: Results from the Primary Care Monitoring for Depressive Patients Trial. Depress Res Treat 2014;6:730–891. https://doi.org/10.1155/2014/730891.

[120] Alexi NA, Kathleen A. Moore. Seeking help for mental illness: A qualitative study among Greek-Australians and Anglo-Australians. Hell J Psychol 2016;13:1–12. https://doi.org/10.13140/RG.2.2.16012.87687.

[121] Kumar H. Prevalence of Depression in Patients of Parkinson's Disease Presenting to a Tertiary Care Hospital at Karachi. J Neurol Stroke 2016;4. https://doi.org/10.15406/jnsk.2016.04.00138.

[122] Leentjens AFG, Dujardin K, Marsh L, Martinez-Martin P, Richard IH, Starkstein SE, et al. Anxiety rating scales in Parkinson's disease: Critique and recommendations. Mov Disord 2008;23:2015–25. https://doi.org/10.1002/mds.22233.

[123] Maier W, Buller R, Philipp M, Heuser I. The Hamilton Anxiety Scale: reliability, validity and sensitivity to change in anxiety and depressive disorders. J Affect Disord 1988;14:61–8. https://doi.org/10.1016/0165-0327(88)90072-9.

[124] Sheehan D V., Lecrubier Y, Sheehan KH, Amorim P, Janavs J, Weiller E, et al. The Mini-International Neuropsychiatric Interview (M.I.N.I.): The development and validation of a structured diagnostic psychiatric interview for DSM-IV and ICD-10. J Clin Psychiatry 1998;59:22–33.

[125] Odriozola-González P, Planchuelo-Gómez Á, Irurtia-Muñiz MJ, Luis-García R de. Psychological symptoms of the outbreak of the COVID-19 crisis and confinement in the population of Spain. Pre-Print 2020. https://doi.org/10.31234/OSF.IO/MQ4FG.

[126] Henry JD, Crawford JR. The short-form version of the Depression anxiety stress scales (DASS-21): Construct validity and normative data in a large non-clinical sample. Br J Clin Psychol 2005;44:227–39. https://doi.org/10.1348/014466505X29657.

[127] Horowitz M, Wilner N, Alvarez W. Impact of Event Scale: A measure of subjective stress. Psychosom Med 1979;41:209–18.

[128] Luna K. Speaking of Psychology: Coronavirus Anxiety. APAOrg 2020. https://www.apa.org/research/action/speaking-of-psychology/coronavirus-anxiety (accessed 29 February 2020).

[129] Zhang Z-X, Roman GC, Hong Z, Wu C-B, Qu Q-M, Huang J-B, et al. Parkinson's disease in China: prevalence in Beijing, Xian, and Shanghai. Lancet 2005;365:595–7. https://doi.org/10.1016/s0140-6736(05)17909-4.

[130] Chaudhuri KR, Healy DG, Schapira AHV. Non-motor symptoms of Parkinson's disease: Diagnosis and management. Lancet Neurol 2006;5:235–45. https://doi.org/10.1016/S1474-4422(06)70373-8.

[131] Chaudhuri KR, Odin P, Antonini A, Martinez-Martin P. Parkinson's disease: The non-motor issues. Park Relat Disord 2011;17:717–23. https://doi.org/10.1016/j.parkreldis.2011.02.018.

[132] Zhu J, Lu L, Pan Y, Shen B, Xu S, Hou Y, et al. Depression and associated factors in nondemented Chinese patients with Parkinson's disease. Clin Neurol Neurosurg 2017;163:142–8. https://doi.org/10.1016/j.clineuro.2017.10.031.

[133] Aarsland D, Marsh L, Schrag A. Neuropsychiatric symptoms in Parkinson's disease. Mov Disord 2009;24:2175–86. https://doi.org/10.1002/mds.22589.

[134] Hely MA, Morris JGL, Reid WGJ, Trafficante R. Sydney Multicenter Study of Parkinson's disease: Non-L-dopa-responsive problems dominate at 15 years. Mov Disord 2005;20:190–9. https://doi.org/10.1002/mds.20324.

[135] Aarsland D, Zaccai J, Brayne C. A systematic review of prevalence studies of dementia in Parkinson's disease. Mov Disord 2005;20:1255–63. https://doi.org/10.1002/mds.20527.

[136] Williams-Gray CH, Evans JR, Goris A, Foltynie T, Ban M, Robbins TW, et al. The distinct cognitive syndromes of Parkinson's disease: 5 year follow-up of the CamPaIGN cohort. Brain 2009;132:2958–69.

[137] Troster AI. Clinical neuropsychology and cognitive neurology of Parkinson's disease and other movement disorders. Oxford University Press; 2014.

[138] Fernández de Bobadilla Martínez R, Kulisevsky J, Escartín Siquier AE, Universitat Autònoma de Barcelona. Departament de Medicina. Desarrollo y validación de nuevas herramientas para la valoración cognitiva y funcional del deterioro cognitivo leve en la enfermedad de parkinson. Universitat Autònoma de Barcelona; 2017.

[139] Broeders M, De Bie RMA, Velseboer DC, Speelman JD, Muslimovic D, Schmand B. Evolution of mild cognitive impairment in Parkinson disease. Neurology 2013;81:346–52.

[140] Weintraub D, Moberg PJ, Culbertson WC, Duda JE, Stern MB. Evidence for impaired encoding and retrieval memory profiles in Parkinson disease. Cogn Behav Neurol 2004;17:195–200.

[141] Dubois B, Pillon B. Cognitive deficits in Parkinson's disease. J Neurol 1996;244:2–8.

[142] Lewis SJG, Cools R, Robbins TW, Dove A, Barker RA, Owen AM. Using executive heterogeneity to explore the nature of working memory deficits in Parkinson's disease. Neuropsychologia 2003;41:645–54. https://doi.org/10.1016/S0028-3932(02)00257-9.

[143] Kehagia AA, Barker RA, Robbins TW. Neuropsychological and clinical heterogeneity of cognitive impairment and dementia in patients with Parkinson's disease. Lancet Neurol 2010;9:1200–13. https://doi.org/10.1016/S1474-4422(10)70212-X.

[144] Williams-Gray CH, Foltynie T, Brayne CEG, Robbins TW, Barker RA. Evolution of cognitive dysfunction in an incident Parkinson's disease cohort. Brain 2007;130:1787–98.

[145] Reijnders JSAM, Ehrt U, Weber WEJ, Aarsland D, Leentjens AFG. A systematic review of prevalence studies of depression in Parkinson's disease. Mov Disord 2008;23:183–9. https://doi.org/10.1002/mds.21803.

[146] Tibar H, El Bayad K, Bouhouche A, Haddou EHA Ben, Benomar A, Yahyaoui M, et al. Non-motor symptoms of Parkinson's Disease and their impact on quality of life in a cohort of Moroccan patients. Front Neurol 2018;9. https://doi.org/10.3389/fneur.2018.00170.

[147] Cummings JL. Depression and Parkinson's disease: a review. Am J Psychiatry 1992.

[148] Celesia GG, Wanamaker WM. Psychiatric disturbances in Parkinson's disease. Dis Nerv Syst 1972.

[149] Ehmann TS, Beninger RJ, Gawel MJ, Riopelle RJ. Depressive Symptoms in Parkinson's Disease: A Comparison With Disabled Control Subjects. J Geriatr Psychiatry Neurol 1990;3:3–9. https://doi.org/10.1177/089198879000300102.

[150] Richard IH, Kurlan R. A survey of antidepressant drug use in Parkinson's disease. Neurology 1997;49:1168–70. https://doi.org/10.1212/WNL.49.4.1168.

[151] Hinnell C, Hurt CS, Landau S, Brown RG, Samuel M, Burn DJ, et al. Nonmotor versus motor symptoms: How much do they matter to health status in Parkinson's disease? Mov Disord 2012;27:236–41. https://doi.org/10.1002/mds.23961.

[152] Mayberg HS, Solomon DH. Depression in Parkinson's disease: a biochemical and organic viewpoint. Adv Neurol 1995;65:49–60.

[153] Paulus W, Jellinger K. The neuropathologic basis of different clinical subgroups of parkinson's disease. J

Neuropathol Exp Neurol 1991;50:743–55.
https://doi.org/10.1097/00005072-199111000-00006.

[154] Brown AS, Gershon S. Dopamine and depression. J
Neural Transm 1993;91:75–109.
https://doi.org/10.1007/BF01245227.

[155] Almeida L, Ahmed B, Walz R, De Jesus S, Patterson
A, Martinez-Ramirez D, et al. Depressive Symptoms
are Frequent in Atypical Parkinsonian Disorders.
Mov Disord Clin Pract 2017;4:191–7.
https://doi.org/10.1002/mdc3.12382.

[156] Aarsland D, Larsen JP, Lim NG, Janvin C, Karlsen
K, Tandberg E, et al. Range of neuropsychiatric
disturbances in patients with Parkinson's disease. J
Neurol Neurosurg Psychiatry 1999;67:492–6.
https://doi.org/10.1136/jnnp.67.4.492.

[157] Thanvi BR, Munshi SK, Vijaykumar N, Lo TCN.
Neuropsychiatric non-motor aspects of Parkinson's
disease. Postgrad Med J 2003;79:561–5.
https://doi.org/10.1136/pmj.79.936.561.

[158] Dissanayaka NNW, Sellbach A, Silburn PA,
O'Sullivan JD, Marsh R, Mellick GD. Factors
associated with depression in Parkinson's disease. J
Affect Disord 2011;132:82–8.
https://doi.org/10.1016/j.jad.2011.01.021.

[159] Starkstein SE, Mayberg HS, Leiguarda R, Preziosi TJ, Robinson RG. A prospective longitudinal study of depression, cognitive decline, and physical impairments in patients with Parkinson's disease. J Neurol Neurosurg Psychiatry 1992;55:377–82. https://doi.org/10.1136/jnnp.55.5.377.

[160] Hughes TA, Ross HF, Mindham RHS, Spokes EGS. Mortality in Parkinson's disease and its association with dementia and depression. Acta Neurol Scand 2004;110:118–23. https://doi.org/10.1111/j.1600-0404.2004.00292.x.

[161] Dobkin RDF, Allen LA, Menza M. Cognitive-behavioral therapy for depression in Parkinson's disease: A pilot study. Mov Disord 2007;22:946–52. https://doi.org/10.1002/mds.21455.

[162] Phuong L, Garg S, Duda JE, Stern MB, Weintraub D. Involuntary emotional expression disorder (IEED) in Parkinson's disease. Park Relat Disord 2009;15:511–5. https://doi.org/10.1016/j.parkreldis.2009.01.001.

[163] Pontone GM, Koch G. An association between bipolar disorder and Parkinson disease: When mood makes you move. Neurology 2019;92:1125–6. https://doi.org/10.1212/WNL.0000000000007641.

[164] Hollander E, Cohen L, Richards M, Mullen L, DeCaria O, Stern Y. A pilot study of the neuropsychology of obsessive compulsive disorder and Parkinson's disease: basal ganglia disorders. J Neuropsychiatry Clin Neurosci 1993;5:104–7. https://doi.org/10.1176/jnp.5.1.104.

[165] Hoehn MM, Crowley TJ, Rutledge CO. Dopamine correlates of neurological and psychological status in untreated Parkinsonism1. J Neurol Neurosurg Psychiatry 1976;39:941–51. https://doi.org/10.1136/jnnp.39.10.941.

[166] Stacy M. Impulse control disorders in Parkinson's disease. F1000 Med Rep 2009;1. https://doi.org/10.3410/M1-29.

[167] Rinn WE. The neuropsychology of facial expression: A review of the neurological and psychological mechanisms for producing facial expressions. Psychol Bull 1984;95:52–77. https://doi.org/10.1037/0033-2909.95.1.52.

[168] Jacobs DH, Shuren J, Bowers D, Heilman KM. Emotional facial imagery, perception, and expression in parkinson's disease. Neurology 1995;45:1696–702. https://doi.org/10.1212/WNL.45.9.1696.

[169] Pell MD. On the receptive prosodic less in Parkinson's disease. Cortex 1996;32:693–704. https://doi.org/10.1016/S0010-9452(96)80039-6.

[170] Lloyd AJ. Comprehension of prosody in Parkinson's disease. Cortex 1999;35:389–402. https://doi.org/10.1016/s0010-9452(08)70807-4.

[171] Pell MD, Leonard CL. Processing emotional tone from speech in Parkinson's disease: A role for the basal ganglia. Cogn Affect Behav Neurosci 2003;3:275–88. https://doi.org/10.3758/CABN.3.4.275.

[172] Schröder C, Möbes J, Schütze M, Szymanowski F, Nager W, Bangert M, et al. Perception of emotional speech in Parkinson's Disease. Mov Disord 2006;21:1774–8. https://doi.org/10.1002/mds.21038.

[173] Ramig LO, Fox C, Sapir S. Parkinson's disease: Speech and voice disorders and their treatment with the Lee Silverman Voice Treatment. Semin Speech Lang 2004;25:169–80. https://doi.org/10.1055/s-2004-825653.

[174] Vélez Feijó A, Rieder CRM, Chaves MLF. Did depressive symptoms affect recognition of emotional prosody in Parkinson's disease? Neuropsychiatr Dis Treat 2008;4:669–74. https://doi.org/10.2147/ndt.s1146.

[175] Fénelon G MFHRZMB. Hallucinations in Parkinson's disease. prevalence, phenomenology and risk factors. Am J Ophthalmol 2000;130:261–2. https://doi.org/10.1016/s0002-9394(00)00680-2.

[176] Diederich NJ, Goetz CG, Stebbins GT. Repeated visual hallucinations in Parkinson's disease as disturbed external/internal perceptions: Focused review and a new integrative model. Mov Disord 2005;20:130–40. https://doi.org/10.1002/mds.20308.

[177] Celesia GG, Barr AN. Psychosis and Other Psychiatric Manifestations of Levodopa Therapy. Arch Neurol 1970;23: 193–200. https://doi.org/10.1001/archneur.1970.00480270003001.

[178] Kulick C V., Montgomery KM, Nirenberg MJ. Comprehensive identification of delusions and olfactory, tactile, gustatory, and minor hallucinations in Parkinson's disease psychosis. Park Relat Disord 2018; 54:40–5. https://doi.org/10.1016/j.parkreldis.2018.04.008.